职业教育·轨道交通类专业教材

# 应急救护

韩 梅 主 编

何 谯 曹 勇 谢 伟 副主编

周振科 主 审

人民交通出版社股份有限公司

北 京

# 内 容 提 要

本书为职业教育轨道交通类专业教材,共分五大任务,包括应急救护认知、现场心肺复苏、现场创伤救护、意外伤害与突发事件的应急救护、常见急症与急性中毒的应急救护。本书基于任务驱动教学法编写,每个任务包含任务目标、任务分组、情境引入、任务准备、基础知识与技能、任务实施与评价,配套丰富图片、视频二维码。本书融入红十字救护员证考核内容和轨道交通专业应急救护技能要求,引入丰富轨道交通行业应急救护案例,具有一定轨道交通行业特色。

本书可作为职业院校应急救护课程教材使用,可供轨道交通行业培训使用,也可供对应急救护感兴趣的学习者参考。

本书配套丰富助教助学资源,请有需求的任课教师通过加入职教铁路教学研讨群(QQ 号:211163250)或职教轨道教学研讨群(QQ 号:129327355)获取。

## 图书在版编目(CIP)数据

应急救护/韩梅主编. —北京:人民交通出版社股份有限公司, 2022.8(2024.2 重印)

ISBN 978-7-114-18070-5

Ⅰ.①应⋯ Ⅱ.①韩⋯ Ⅲ.①急救—职业教育—教材 Ⅳ.①R459.7

中国版本图书馆 CIP 数据核字(2022)第 113162 号

职业教育·轨道交通类专业教材
Yingji Jiuhu

| | | |
|---|---|---|
| 书 名 | 应急救护 | |
| 著 作 者 | 韩 梅 | |
| 责 任 编 辑 | 钱 堃 | |
| 责 任 校 对 | 席少楠 刘 璇 | |
| 责 任 印 制 | 刘高彤 | |
| 出 版 发 行 | 人民交通出版社股份有限公司 | |
| 地 址 | (100011)北京市朝阳区安定门外外馆斜街 3 号 | |
| 网 址 | http://www.ccpcl.com.cn | |
| 销 售 电 话 | (010)59757973 | |
| 总 经 销 | 人民交通出版社股份有限公司发行部 | |
| 经 销 | 各地新华书店 | |
| 印 刷 | 北京印匠彩色印刷有限公司 | |
| 开 本 | 787×1092 1/16 | |
| 印 张 | 7.25 | |
| 字 数 | 180 千 | |
| 版 次 | 2022 年 8 月 第 1 版 | |
| 印 次 | 2024 年 2 月 第 4 次印刷 | |
| 书 号 | ISBN 978-7-114-18070-5 | |
| 定 价 | 30.00 元 | |

(有印刷、装订质量问题的图书,由本公司负责调换)

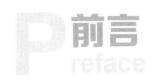

## 前言
Preface

**【编写背景】**

伴随着我国居民生活水平的提高和人们对生存质量关注的提升,学习急救知识并掌握正确的应急救护技能已经成为个人和社会的迫切需要。应急救护知识的普及能使公众得到及时、有效的现场自救和互救,为患者赢得宝贵的抢救时机,提高抢救成功率,对提高生存质量起到重要作用。

轨道交通客流量较大,人员流动性、年龄跨度较大,发生各种意外或突发事件的概率较高,学习应急救护知识和技能对轨道交通工作人员具有很重要的现实意义。现场工作人员应熟练掌握各种应急救护技能,并能在应急救护现场冷静、镇定、果断、灵活、机智地应对各种突发情况。

**【编写特点】**

**1. 贯彻职教理念,厚植工匠精神**

本书在编写过程中深入贯彻党的二十大精神、《中共中央办公厅　国务院办公厅关于深化现代职业教育体系建设改革的意见》(中办发〔2022〕65号)、《国家职业教育改革实施方案》("职教20条")、《职业院校教材管理办法》(教材〔2019〕3号)等文件精神,体现最新教育、教学和教材开发理念,遵循职业院校学生认知规律和学习特点,注重培养学生的综合素质,融入课程思政内容。

**2. 校企合作编写,对接职业能力**

本书采用校企双元合作编写,融入红十字救护员证考核内容和轨道交通专业应急救护相关技能要求,在介绍应急救护基本知识和技能的基础上,以培养现场应急救护技能为重点,突出轨道交通行业特点和实用性。学习者通过本书的学习,可提高应对各种突发情况的能力,掌握红十字救护员证考核所要求的主要理论知识和技能。

**3. 内容科学严谨,紧跟行业发展**

本书编写团队部分成员具有多年应急救护培训工作经验和轨道交通专业教学经验。全书内容融入了最新红十字救护员证考核要求,以及轨道交通专业应急救护技能要求。

**4. 教学设计先进,配套资源丰富**

本书基于任务驱动教学法编写,每个任务包含任务目标、任务分组、情境引入、任务准备、基础知识与技能、任务实施与评价,配有丰富的图片、视频,便于教师开展线上线下混合式教学,方便学习者学习。

**5. 已印刷活页孔,可活页式装订**

为更好地贯彻执行《国家职业教育改革实施方案》(国发〔2019〕4号)中"倡导使用新

型活页式、工作手册式教材并配套开发信息化资源"的理念,本书按照活页式教材设计,印刷了活页孔位置,教师和学生可根据自身需求,将教材拆分打孔后用 B5 纸张 9 孔型活页夹或活页环装订成活页式教材使用,实现"教材""学材"的融合及提升。

**【编写团队】**

参加本书编写工作的人员有:成都工业职业技术学院韩梅、曹勇、张燕、杨亚,中国铁路成都局集团有限公司谢伟,成都市第二人民医院袁安,浙江恒欣设计集团股份有限公司何谯,成都工贸职业技术学院田娟。本书由韩梅担任主编,负责全书框架和编写思路的设计及全书统稿工作,何谯、曹勇、谢伟担任副主编,周振科(成都市第七人民医院)担任主审。具体编写分工如下:曹勇负责任务 1 的编写,韩梅、张燕负责任务 2、任务 3 的编写,何谯、杨亚负责任务 4 的编写,谢伟、袁安、田娟负责任务 5 的编写。

**【致谢】**

本书在编写过程中参考了大量专业文献和资料,受益匪浅,在此一并向作者表示感谢。由于编者水平有限,书中难免存在不足之处,敬请读者批评指正。

编　者

2022 年 2 月

# 数字资源二维码索引

# 红十字救护员证考核内容在教材中的融入

| 序号 | 红十字救护员证考核内容 | | 教材对应内容 |
|---|---|---|---|
| 1 | 心肺复苏 | 人工呼吸 | 任务 2 现场心肺复苏 |
| | | 胸外按压 | |
| 2 | 创伤救护 | 包扎 | 任务 3 现场创伤救护 |
| | | 止血 | |
| | | 骨折固定 | |
| | | 气道异物梗阻急救 | |
| 3 | 意外伤害 | 中毒、触电、溺水、烧伤、冻伤 | 任务 4 意外伤害与突发事件的应急救护；任务 5 常见急症与急性中毒的应急救护 |
| 4 | 突发事件 | 公共安全 | |
| | | 防灾避险 | |

# 目录
Contents

# 任务1

# 应急救护认知

应急救护知识的普及能使公众得到及时、有效的现场自救和互救，为患者赢得宝贵的抢救时机，提高抢救成功率，对提高生存质量起到重要作用。

轨道交通运输工作环境复杂，危险因素多，劳动安全风险较大，发生各种意外和突发事件的概率较大，需要现场工作人员能熟练掌握急救技能。

本任务需要学习者掌握应急救护的概念、现场评估的内容、危重病情的识别、生存链的组成部分及紧急呼救的要求等。

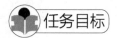

## 任务目标

(1)掌握危重病情的识别方法、紧急呼救的正确方法。

(2)了解应急救护的概念,熟悉现场评估的内容、生存链的组成部分。

(3)培养良好的职业素养,具备团队意识,具有良好的沟通协作能力、高度的安全意识。

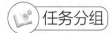

## 任务分组

建议学习者组建学习小组,共同完成相关任务。

| 姓　　名 | 学　　号 | 分　　工 | 备　　注 | 学习计划 |
|---|---|---|---|---|
| | | | 组长 | |
| | | | | |

## 情境引入

**情境1**:从广州开往长春的某次列车上,旅客郭先生在餐车就餐时突发心脏病,生命危在旦夕,好在该列车的乘警长及两名乘警立即对这名旅客进行了十多分钟的心肺复苏。因抢救及时,旅客郭先生恢复了意识,脱离了生命危险。乘警长说,春运期间,旅客较多,突发事件也比较多,这次能够成功施救,主要是因为他们此前都接受了专业医疗队的培训,掌握了必要的急救知识。

**情境2**:某日,深圳地铁3号线某车站站台发生了惊心动魄的一幕。一名男子下车时突然倒地,全身抽搐。8名工作人员闻讯及时赶到现场,立即将该名乘客移到安全位置实施急救,疏散围观乘客、拨打"120"急救电话。在确认乘客心搏骤停后,现场3名工作人员立即轮番对其进行徒手心肺复苏,与此同时,工作人员还拿来了站台内配备的自动体外除颤器(AED)进行电击除颤。经过地铁工作人员持续高质量的徒手心肺复苏和AED电击除颤,当10min后"120"急救人员到达时,倒地乘客已恢复心跳呼吸,转危为安。

**注:心搏骤停**(Cardiac Arrest,CA)是指由各种原因引起的,在未能预计的情况和时间内心脏突然停止搏动,从而导致有效心泵功能和有效循环突然中止,引起全身组织细胞,尤其是大脑细胞严重缺血、缺氧和代谢障碍。心搏骤停的原因可分为心源性心搏骤停和非心源性心搏骤停。器质性心脏病,神经系统疾病,手术和麻醉意外,严重水、电解质、酸碱平衡失调,药物过敏或过敏性休克,意外事件等均可能导致心搏骤停。

**思考**:(1)通过以上情境,谈谈学习急救知识的重要性。

(2)现场面对伤病员,应如何判断其病情是否危重?

(3)应如何正确拨打急救电话?

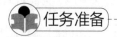

## 任务准备

红十字救护员证考核训练题

**引导问题1** 成人正常的心率范围为( )。

A.50~60次/min　　B.60~100次/min　　C.100~110次/min　　D.110~120次/min

应急救护

2

**引导问题 2** 以下呼吸频率在成人呼吸正常频率范围内的是( )。

A. 8 次/min B. 15 次/min C. 30 次/min D. 40 次/min

**引导问题 3** 我国(不含港澳台)统一的急救号码是( )。

A. 110 B. 119 C. 120 D. 122

**引导问题 4** 下列关于"生存链"的说法中,错误的是( )。

A. 预备和准备不属于"生存链"中的环节

B. 施救者越早启动应急反应系统,便能越早开始下一个级别的救治

C. 实施高质量心肺复苏以及早期除颤,是取得心肺复苏良好预后的最关键措施

D. 在尝试进行心肺复苏期间,可以由经过专业医疗培训的人员实施高级干预措施

**引导问题 5** 判断正误:能呼救的伤病员一定没有生命危险。 ( )

**引导问题 6** 判断正误:在群伤事件中一定要重视沉默的伤病员。 ( )

**引导问题 7** 判断正误:一般情况下,双侧瞳孔不等大,光反射消失是伤情危重的表现。 ( )

**引导问题 8** 判断正误:拨打"120"急救电话时,不要先挂断电话,应在征得急救中心同意后再挂断。 ( )

**引导问题 9** 判断正误:判断意识时应用力摇晃伤病员身体。 ( )

**引导问题 10** 判断正误:在进行伤情检查时只需关注伤病员呼吸,不用检查气道情况。 ( )

## 基础知识与技能

## 一 理论基础

应急救护又称现场救护,是指在事发现场,对伤病员实施及时、先进、有效的初步救护,简称"急救"。应急救护是立足于现场的救护。在轨道交通运输工作中,一线工作人员常会成为突发伤害、危重急症现场的"第一目击者",应该具备在现场为伤病员实施有效的初步紧急救护的能力,以挽救他人生命,减少伤残和减轻痛苦;然后在医疗救护下或运用现代救护服务系统,将伤病员迅速送到就近的医疗机构,继续进行救治。

实施应急救护时需要首先进行现场评估。现场评估必须控制情绪、保持镇静,行动迅速、尽快了解情况;检查现场的安全,判断自身、伤病员及旁观者是否身处险境;检查引起疾病和损伤的原因、受伤人数以及伤病员是否仍存在生命危险;判断现场可以使用的资源及需要何种支援、可能采取的救护行动。

经过现场评估后,需要对危重症伤病员采取救护行动。为提高心搏骤停伤病员的生存率,1992 年美国心脏协会(AHA)提出"生存链"的基本概念。生存链是针对在各种环境中突发的危重伤病员所采取的一系列有序的救护措施,是挽救生命的一条"链"。这条链由一系列的抢救步骤组成,抢救的每一个步骤前后衔接,紧密相连,环环相扣,故专家们将这条链称为"生存链"。

起初,"生存链"强调心肺复苏救治过程应该重视早期识别、早期胸外按压、早期电除颤及早期高级生命支持 4 个基本环节。2010 年 AHA 将"生存链"的概念进一步延伸,强调综合的心搏骤停后治疗。2015 年 AHA 强调建立 SPSO(结构、过程、系统、结果)救治体系。该

体系将医疗服务需要的架构(如人员、培训和设备等)与相关服务流程(如政策、操作规范和程序等)相综合,形成相关的救治系统(如方案、组织和文化等),产生最佳的结果(如患者的预后、安全和满意度等),而整个系统通过持续的质量改进来不断完善、发展,最终提高患者的出院存活率。换言之,对患者的心肺复苏是个综合复杂的过程,需要在每一个环节进行质量控制和提升,才能最终提高抢救水平。2020 年 AHA 将心肺复苏生存链在原有基础上又增加了康复。AHA 认为,尽管因为患者年龄和心搏骤停发生地点的不同,各个生存链略有不同,但都包含以下 6 个部分:预防与准备、启动应急反应系统、高质量心肺复苏(包括早期除颤)、高级心肺复苏干预措施、心搏骤停恢复自主循环后治疗、康复。

(1)预防与准备。

在心搏骤停发生后最初几分钟内,及早进行高质量心肺复苏并快速除颤至关重要,是取得良好预后的决定性因素。而预防与准备是及早识别心搏骤停以及迅速做出急救响应的基础。医院外,预防与准备包括做好改善个人健康以及社区居民总体健康状况的措施;做好社区健康宣教工作,开展培训项目,提升公众意识,帮助人们识别心脏病发作以及心搏骤停的体征并采取有效措施,帮助公众对心搏骤停情况迅速做出急救反应;进行社区心肺复苏培训;公众场所配置 AED,为早期除颤提供支持,挽救更多生命提供保障。

(2)启动应急反应系统。

施救者越早启动应急反应系统,便能越早开始下一个级别的救治。医院外,启动应急反应系统通常是指大声地向周围的人求助以及拨打"120"急救电话。

(3)高质量心肺复苏(包括早期除颤)。

实施高质量心肺复苏(并且尽量减少按压中断)以及早期除颤,是取得心肺复苏良好预后的最关键措施。使更多人知道使用 AED 能提高心搏骤停者的生存机会也是非常关键的。AED 是一种便携、易于操作,可自动检测心律、自动除颤,稍加培训即能熟练使用,专为现场急救设计的急救设备。若现场有 AED 设备,应尽早使用。在确认患者心搏骤停后立即进行高质量心肺复苏,再结合早期除颤,可以使存活率大大增加。

(4)高级心肺复苏干预措施。

高级心肺复苏干预措施是在高质量心肺复苏的基础上,由经过专业医疗培训的救护人员应用辅助设备及特殊技术,建立和维持更为有效的通气和血液循环,识别及治疗心律失常,建立静脉通路并应用药物治疗,改善并维持心肺功能及治疗原发疾病的一系列救治措施,包括气管插管、除颤复律和(或)心脏起搏、建立静脉通路、药物治疗等。

(5)心搏骤停恢复自主循环后治疗。

在自主循环恢复以后,所有心搏骤停患者都要接受心搏骤停恢复自主循环后治疗,以防止心搏骤停复发。该治疗为患者制定适合其病情的特定疗法,通过合理、有计划地应用各种治疗手段,以期较大幅度地提升患者治愈率和远期存活率。

(6)康复。

心搏骤停患者出院后的康复治疗可能会需要很长时间。根据病因不同,心搏骤停存活者可能需要接受针对性的干预治疗。比如,消除引起心搏骤停的根本原因或提供心脏康复治疗,以提高患者的生活质量。此外,在康复期,为患者及家属提供心理支持是非常有必要的。

应急医疗服务系统(Emergency Medical Service System,EMSS)是负责实施有效的现场急救、合理分诊、有组织地转送伤病员及与医院密切联系的机构。EMSS 配备有完善的通信联络设备、综合分析系统、救护车及救护人员,将若干合格的医院组织成急救网。其从急症患者或伤病员发病、受伤之初就开始有组织地指挥、协调现场抢救,合理分诊,转运及途中监护治疗以及根据具体情况将伤病员转送到有关医院的急诊科或重症监护室。

现代化通信系统是保证急救网正常运转的关键。急救中心应设置急救通信调度中心及急救情况收集分析中心,以指挥、协调及指导急救工作。为了便于记忆及尽快传递信息、协调急救工作,许多国家规定了全国统一的急救电话号码,例如我国(不含港澳台)为"120",美国为"911",俄罗斯为"03"。

## 二 基本技能

### (一)危重病情的识别

在现场应对伤病员进行最初的评估。救护人员需要检查伤病员的意识、气道、呼吸、循环体征、瞳孔反应等,确认并立即处理威胁生命的情况。

#### 1.意识

在大声呼唤、轻拍肩膀时伤病员睁眼或有肢体运动等反应,表明伤病员有意识。若伤病员对上述刺激无反应,则表明意识丧失,已陷入危重状态。如果伤病员突然倒地,呼之不应,情况一般较为严重。

#### 2.气道

保持气道畅通是呼吸的前提条件。如伤病员有反应但无法说话、无法咳嗽,可能存在气道梗阻,必须立即检查和清除气道异物。

#### 3.呼吸

正常成人每分钟呼吸 12~20 次,危重伤病员呼吸可能变快、变慢、变浅或者不规则,或呈叹息样。在畅通气道后,对伤病员进行循环和呼吸检查,如伤病员有心跳但呼吸停止,应保持气道通畅,立即施行人工呼吸。

#### 4.循环体征

正常成人心跳每分钟 60~100 次。伤病员可能存在以下情况:呼吸停止,心跳随之停止;心跳停止,呼吸随之停止;心跳呼吸几乎同时停止。严重的心脏急症(如急性心肌梗死、严重心律失常)以及严重的创伤、大失血等危及生命时,心跳或加快,或减慢,或不规则(即忽快忽慢、忽强忽弱)。此外,迅速检查伤病员皮肤的温度、颜色,如观察伤病员有无面色苍白或青紫,口唇、甲床发绀,皮肤发冷等,可以知道循环和氧代谢情况。

#### 5.瞳孔反应

当伤病员出现脑部受伤、脑出血、严重药物中毒等情况时,瞳孔可能缩小为针尖大小,也可能扩大到虹膜边缘,对光反射迟钝或消失(对光反射是指光照一侧瞳孔,引起双侧瞳孔缩小的反应,也称为瞳孔对光反射,是一种神经反射)。有时因为脑水肿、脑疝等情况,伤病员会出现双侧瞳孔不等大的情况。

上述检查之后,再对伤病员的头部、颈部、胸部、腹部、盆腔和脊柱、四肢进行检查,检查有无活动性出血,如有,应立即止血。查看有无开放性损伤、骨折畸形、触痛、肿胀等体征,有助于整体判断。注意伤病员的总体情况,如表情淡漠不语、冷汗口渴、呼吸急促、肢体不能活动等变化。

（二）紧急呼救

发现危重伤病员，经过现场评估和病情判断后需要立即救护的，应及时向专业急救机构或附近担负院外急救任务的医疗部门、社区卫生部门报告。医疗机构立即派出专业救护人员、救护车至现场抢救。

拨打急救电话时应以最简洁的话语在最短的时间内传达最重要的信息，为挽救生命争取更多时间。拨通急救电话后，切勿惊慌，应保持冷静，讲话清晰、简练易懂，并迅速报告以下内容：

（1）伤病员所在的确切地点；不知道地点名称时，可报告周围标志性建筑物。

（2）伤病员姓名、性别、年龄。

（3）伤病员发生伤病的时间和主要病情或伤情，如吐血、呕血、昏迷、呼吸困难或从楼梯上跌下、出血等，以使救护人员做好相应的急救准备。

（4）可能发生意外伤害的原因，如溺水、触电、车祸等。

（5）若是成批伤员或中毒病人，必须报告事故缘由，如楼房倒塌、毒气泄漏、食物农药中毒等，并报告罹患人员的大致数目，以便急救中心调集救护车辆、报告政府部门、通知各医院救援人员集中到达出事地点。

（6）现场已采取的救护措施。

（7）现场联系人的姓名与电话号码。

（8）在征得急救中心同意后再挂断电话；挂断电话后，尽可能地在有明显标志的社区、住宅门口或农村交叉路口等候，并引导救护车的出入。

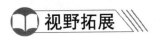 视野拓展

## 危险源的类别

危险源是指可能导致人员伤害或疾病、物质财产损失、工作环境破坏或这些情况组合的根源或状态因素。不同类别危险源的主要内容见表1-1。

不同类别危险源的主要内容　　　　　　　　　　　　　表1-1

| 序号 | 类别 | 主要内容 |
|---|---|---|
| 1 | 物理性危险源 | 设备、设施缺陷(强度不够、刚度不够、稳定性差、密封不良、外露运动件等) |
|  |  | 防护缺陷(无防护、防护装置和设施缺陷、防护不当、防护距离不够等) |
|  |  | 电危害(带电部位裸露、漏电、雷电、静电、电火花等) |
|  |  | 噪声危害(机械性噪声、电磁性噪声、流体动力性噪声等) |
|  |  | 振动危害(机械性振动、电磁性振动、流体动力性振动等) |
|  |  | 电磁辐射[电离辐射(X、γ射线，α、β粒子等)、非电离辐射(紫外线、激光)] |
|  |  | 运动物危害(固体抛射物、液体飞溅物、反弹物、气流卷动、冲击地压等) |
|  |  | 明火 |
|  |  | 粉尘与气溶胶 |
|  |  | 作业环境不良(基础下沉、安全过道缺陷、有害光照、通风不良、缺氧等) |
|  |  | 信号缺陷(信号设施缺失、信号选用不当、信号不清、信号显示不准等) |
|  |  | 标志缺陷(标志缺失、标志不清、标志不规范、标志位置缺陷等) |
|  |  | 其他物理性危险源 |

| 序号 | 类 别 | 主 要 内 容 |
|------|-------|-------------|
| 2 | 化学性危险源 | 易燃易爆性物质 |
| | | 有毒物质(有毒气体、液体、固体、粉尘与气溶胶等) |
| | | 腐蚀性物质(腐蚀性气体、液体、固体等) |
| | | 其他化学危险源 |
| 3 | 生物性危险源 | 致病微生物(细菌、病毒、其他致病微生物等) |
| | | 传染病媒介物 |
| | | 致害动物 |
| | | 致害植物 |
| | | 其他生物性危险源 |
| 4 | 心理、生理性危险源 | 负荷超限(体力、听力、视力负荷超限等) |
| | | 健康状况异常 |
| | | 从事禁忌作业 |
| | | 心理异常(情绪异常、冒险心理、过度紧张等) |
| | | 其他心理、生理性危险源 |
| 5 | 行为性危险源 | 指挥错误(指挥失误、违章指挥等) |
| | | 操作失误(违章作业等) |
| | | 监护失误 |
| | | 其他错误 |
| | | 其他行为性危险源 |
| 6 | 其他危险源 | 其他危险源 |

## 城市轨道交通车站常见危险源

城市轨道交通车站常见危险源见表 1-2。

城市轨道交通车站常见危险源 表 1-2

| 范围 | 危 险 源 | 潜在危险性分析 |
|------|----------|----------------|
| 车站设备设施相关 | 车站出入口台阶 | 下雨时,湿滑或清洁卫生时,地面湿滑,导致乘客摔伤 |
| | 地面材料 | 不防滑或防滑效果不明显,导致乘客及工作人员滑倒 |
| | 安全指示、疏散标志、安全出口标志 | 设置不完善,突发事件下不能及时诱导人员疏散,引发人员伤害事故发生 |
| | 售票问讯处 | 设有凹槽,乘客伸手取票或款,导致刮伤手背 |
| | 闸机 | 夹伤人员 |
| | 站厅栏杆玻璃 | 站厅栏杆玻璃边缘锋利,导致划伤人员手指 |
| | 广告灯箱 | 脱落砸人,或框边缘锋利有刺,导致划伤人员手指 |
| | 供电插座 | 没有加保护罩,乘客使用可能引发触电事故 |
| | PIS(Passenger Information System)系统(乘客信息系统) | 若不能发布灾害信息,不能及时诱导人员疏散 |
| | CCTV(Closed Circuit Television)系统(闭路电视系统) | 监控不完善,导致突发事件情况下不能尽快处置 |
| | 自动扶梯 | 运行中,可能会发生反转、梯级下陷、驱动链断裂、梯级下滑、扶手带断裂等故障,导致乘客(特别是老人、小孩)受到伤害 |

| 范围 | 危险源 | 潜在危险性分析 |
|---|---|---|
| 车站设备设施相关 | 电梯 | 因故障打不开,乘客被困在电梯里,导致人员窒息 |
| | 电气设备 | 引发火灾 |
| | 火灾探测报警 | 不能及时报警有效启动防灾设施,或消防栓设置不完善,不能及时扑救灭火,将导致火灾扩大,造成财产损失或人员伤害 |
| 站台门系统相关 | 站台门的安全标志 | 安全标志不清,可能造成人员伤害。此外,在发生火灾等突发事故时,不利于事故救援,人员疏散 |
| | 站台门操作 | 活动门与列车门不能一一对应,阻碍乘客和列车驾驶员的上下车,导致意外事故,造成人员伤害 |
| | 站台门与列车门之间的间隙 | 乘客在上下车时存在卡在站台门与列车门之间的危险,导致人员伤害 |
| | 站台门机械故障或电气故障 | 导致开关动作失灵或站台门与信号、车门无法联动,影响列车正常运营安全,紧急情况下容易发生门打不开、关不上、门夹人等情况,导致乘客恐慌、混乱、挤压等 |
| | 站台门紧急按钮 | 失效,导致紧急情况下门打不开,妨碍人员疏散 |
| | 站台门接地断线或接错、接地电阻失效 | 导致站台门带电,造成触电事故 |
| | 站台门故障 | 导致列车晚点 |
| 人员管理相关 | 客流或换乘车站高峰、突发大客流 | 导致人员踩踏事故 |
| | 疏散标志、指示不清 | 在突发事件下,大量客流聚集导致发生踩踏事故 |
| | 自动扶梯运行 | 发生反转,导致乘客踩踏事故 |
| | 乘客拥挤、嬉戏、打闹 | 导致人员摔伤,影响正常运营 |
| | 乘客无故打开站台门进入轨行区 | 导致人员伤害 |
| | 站台门(车门)即将关闭时,人员抢上、抢下 | 导致夹伤人员 |
| | 人员无故按压电扶梯紧急停车按钮 | 导致人员摔伤 |
| | 人员乘坐电扶梯时拥挤、站立不稳 | 导致人员摔伤 |
| | 电梯即将关闭时,乘客抢上被夹 | 导致人员被夹伤 |
| | 乘客乘坐自动扶梯时将头、手或胳膊伸出扶手以外 | 导致被扶梯周围建筑碰伤或挤伤 |
| | 乘客倚靠、扶摸车门或站在车辆连接处或踏进站台与列车之间空隙内 | 导致人员伤害 |
| | 乘客无故按压列车PECU(乘客紧急通信装置)按钮或无故打开列车车门 | 导致列车晚点 |
| | 工作人员违章操作、用火不慎或乘客携带易燃易爆物品乘车、人为纵火等因素 | 导致火灾或爆炸 |
| 建筑防淹相关 | 排水设施存在缺陷 | 遇暴雨、洪水等恶劣自然天气,可能造成车站内设备设施被淹,严重时可能影响地铁正常运营 |
| | 排水设备故障 | 暴雨天气中,积水进入站台站厅造成地面湿滑,影响乘客安全 |
| | 严重结构渗水 | 渗水进入重要电气设备房如高低压室、信号设备室等,可能会对电气设备造成危害,进而影响运营安全 |

📖 任务实施与评价

任务实施 1-1 **紧急呼救模拟实训**

**一、训练目的**

通过模拟实训,熟练掌握紧急呼救内容。

**二、训练内容**

(1)现场呼救内容;

(2)电话呼救内容;

(3)单人呼救和多人呼救;

(4)呼救与抢救的关系。

**三、训练要求**

(1)现场呼救时要大声向周围的人求助,应保持镇定、声音洪亮,可指定专人拨打"120",请专人去取 AED。

(2)电话呼救时应该保持镇静,电话接通后讲话要清晰,做到简洁易懂。

(3)对需要报告的内容要非常熟悉,尽可能用最短的时间说明情况。

(4)要详细地将伤病员地址告诉接线人员,能清楚地叙述救护车进入的路线和方向位置,以减少行驶时间。

(5)能简单描述在特殊情况下(如现场没有电话时)如何求助。

**四、实训步骤**

(1)创设特定情境。

(2)分组轮流进行紧急呼救练习。

任务评价 1-1

紧急呼救考核评分表见表 1-3。

**紧急呼救考核评分表**
表 1-3

| 考核项目 | 考核内容 | 评 分 | |
|---|---|---|---|
| | | 分值 | 得分 |
| 语言要求 | 讲话清晰,简洁易懂 | 20 | |
| 内容要求 | 报告内容完整、熟练 | 30 | |
| | 报告地址详细 | 20 | |
| 灵活性要求 | 特殊情况下能灵活应对 | 30 | |

总分:

# 现场心肺复苏

心肺复苏是抢救呼吸、心搏骤停者生命的最基本方法，是应急救护的核心内容之一，也是最重要的应急救护技能。现代心肺复苏技术已走过几十年的历程，数以百万计的心搏骤停者因为心肺复苏而重获新生。为了更大程度地保护生命安全，无论在生活还是生产中熟练掌握心肺复苏技能都是极为重要的。

本任务需要学习者掌握心肺复苏（CPR）的概念及重要意义，重点是成人、儿童、婴儿心肺复苏的操作流程；气道异物梗阻的识别和急救方法及自动体外除颤器（AED）的使用方法等。

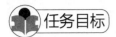

（1）熟练掌握成人心肺复苏的操作流程，达到高质量心肺复苏的技术指标；熟练掌握气道异物梗阻的急救方法；熟练掌握救护体位的摆放方法；熟悉儿童及婴儿心肺复苏的操作流程；熟悉 AED 的操作方法。

（2）了解心肺复苏的概念以及呼吸系统和心血管系统的组成；理解掌握心肺复苏技能的重要意义；掌握心肺复苏的适用指征。

（3）培养良好的职业素养，具备团队意识，具有良好的沟通协作能力、高度的安全意识。

任务分组

建议学习者组建学习小组，共同完成相关任务。

| 姓　　名 | 学　　号 | 分　　工 | 备　　注 | 学 习 计 划 |
|---|---|---|---|---|
| | | | 组长 | |
| | | | | |

情境引入

**情境1**：某日一早，29 岁的小张到某地铁站乘车上班，但还没有上车，他就因身体不适突然晕倒。监控视频显示，事发时地铁站内人流量不大，小张沿着站台行走时捂住胸口突然倒地，并没有与他人发生碰撞。40s 后，站务员赶到了小张身边，并立刻呼叫了值班站长。站长尝试和小张交流但没有得到回应，于是拨打了急救电话。但不巧的是，救护车因堵车而无法及时赶到。当急救人员到达站台时，小张已经没有生命体征。

**情境2**：某日中午，一名旅客乘坐 × 次列车，在快要驶入合肥站时，突然在卫生间内倒地不起，之后便不省人事。为了营救该旅客，列车乘务员与合肥站取得联系，急救车在列车还未到站时就已赶到站台等待。列车到站后，经过检查发现，该旅客已经没有生命体征。

**思考**：(1)通过以上情境，谈谈现场早期心肺复苏的重要性。

(2)在现场应如何识别心跳呼吸骤停？

(3)在等待救护车到来之前，应如何对心搏骤停的伤病员进行施救？

任务准备 ━━━━━━━━━━━━━━━━━━━━━━━━━━━━━ 红十字救护员证考核训练题

**引导问题 1** 成人胸外心脏按压的幅度为（　　）。

A.2 ~ 3cm　　　　B.3 ~ 4cm　　　　C.4 ~ 5cm　　　　D.5 ~ 6cm

**引导问题 2** 成人胸外心脏按压的频率为（　　）。

A.80 ~ 100 次/min　　B.90 ~ 110 次/min　　C.100 ~ 120 次/min　　D.110 ~ 130 次/min

**引导问题 3** 成人心肺复苏单人操作时按压与吹气的比例为( )。

A. 15: 2        B. 30: 2        C. 30: 1        D. 20: 1

**引导问题 4** 婴儿心肺复苏双人操作时,按压与吹气的比例为( )。

A. 15: 2        B. 30: 2        C. 30: 1        D. 20: 1

**引导问题 5** 儿童胸外心脏按压的幅度大约为( )。

A. 3cm        B. 4cm        C. 5cm        D. 6cm

**引导问题 6** 判断正误:人工呼吸时吹气量越大越好。 ( )

**引导问题 7** 判断正误:AED 除颤时,从水中移出的伤病员不用擦干胸部的水分。

( )

**引导问题 8** 判断正误:如果婴儿表现出严重气道梗阻的症状,且意识清醒,则迅速拨打急救电话,并按如下方法操作:先进行胸部冲击法,若梗阻未解除,再进行背部叩击法。

( )

**引导问题 9** 判断正误:如果患者表现出轻微气道梗阻的症状,应先鼓励患者不断咳嗽,不要马上实施激进治疗。 ( )

**引导问题 10** 判断正误:进行心肺复苏时,每次按压后让胸廓完全回弹,按压与放松比大致相等。 ( )

## 基础知识与技能

## 一 理论基础

### (一)心肺复苏

心肺复苏(Cardiopulmonary Resuscitation,CPR)是针对呼吸和心跳停止的急症危重伤病员所采取的抢救措施,其通过胸外心脏按压形成暂时的人工循环,在开放气道的前提下采用人工呼吸代替自主呼吸,尽快使伤病员恢复自主呼吸和心跳。

自 20 世纪 60 年代以来,心肺复苏是全球最为推崇也是普及最为广泛的应急救护技术;是针对呼吸、心搏骤停采取的"救命技术";对于那些处于濒死阶段或处在临床死亡期而并未进入生物学死亡期的伤病员是十分有效的,也是必需的;是应急救护的核心技能。

心肺复苏适用于各种原因引起的心搏骤停。心搏骤停一旦发生,如不及时抢救复苏,4 ~ 6min 后会造成伤病员大脑和其他人体重要器官组织的不可逆损害,因此心搏骤停后,必须在现场立即进行心肺复苏,为进一步抢救直至挽回心搏骤停伤病员的生命赢得最宝贵的时间。

### (二)呼吸系统与心血管系统

#### 1. 呼吸系统

呼吸系统是人体与外界空气进行气体交换的一系列器官的总称,由呼吸道和肺组成。

呼吸道是传送气体的管道,包括鼻、咽、喉、气管、支气管及分支,常将鼻、咽、喉称为上呼吸道,气管以下的气体通道(包括肺内各级支气管)部分称为下呼吸道。

肺是呼吸系统中最重要的器官,由肺实质与肺间质组织构成,前者包括支气管树和肺泡,后者包括结缔组织、血管、淋巴管、淋巴结和神经。成人肺内含有 3 亿～4 亿个肺泡。肺泡通过各级气管和支气管与外界相通,是直接进行气体交换的场所。肺泡与肺泡之间有丰富的毛细血管,肺泡壁与毛细血管壁紧密相贴,壁上有微小的孔隙使气体可以自由交换。

呼吸系统的主要功能是进行人体与外界环境的气体交换,吸入氧气,排出二氧化碳。胸腔有节律地扩大和缩小,称为呼吸运动,是依靠呼吸肌的收缩和舒张进行的。呼吸节律受中枢神经系统控制。膈肌是最重要的呼吸肌,它介于胸腔、腹腔之间,收缩时使胸腔的上下径加大产生吸气,舒张时产生呼气。进入肺的氧气由肺泡进入毛细血管,组织细胞呼出的二氧化碳则从毛细血管到达肺泡。经过肺泡的血液携带着新鲜氧气流遍全身,为组织细胞提供进行生命活动必需的氧气。

### 2. 心血管系统

心血管系统又称"循环系统",是由心脏、动脉、毛细血管和静脉等组成的一个密闭的循环管道,其内有血液循环流动。推动血液流动的动力是心脏,血液将氧气、各种营养物质、激素等供给器官和组织,又将组织代谢的废物运送到排泄器官,以保持机体内环境的稳态、新陈代谢的进行和维持正常的生命活动。

心脏有 4 个腔,即右心房、右心室、左心房、左心室。左、右半心互不相通,同侧的心房与心室通过房室口相通。心室连接动脉,心房连接静脉,在房室口和动脉口处均有瓣膜,它们在血液流动时起阀门作用,保证血液在心内单向流动。心脏能发生节律性的收缩和舒张,保证血液沿一定方向循环流动。

动脉是由心室发出、运送血液到全身各部位的血管。动脉在到达身体各部位的路途中不断发出分支,越分越细,最后在组织间和细胞间移行为毛细血管。

静脉是引导血液流回心房的血管。小静脉起始于毛细血管,在回心过程中,管腔越变越粗,最后汇成大静脉注入心房。

毛细血管连于小动脉和小静脉之间,数量极其丰富,互相连接成网,几乎遍及全身各处,是血液与组织间进行物质交换的部位。毛细血管壁极薄、通透性强,血液在毛细血管内流动缓慢,有利于血液与组织、细胞之间进行物质和气体交换。

血液循环根据其循环路径不同可分为体循环和肺循环两种(图 2-1)。

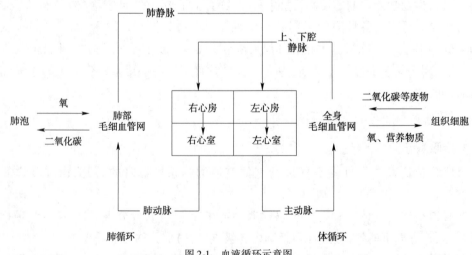

图 2-1　血液循环示意图

体循环的循环路径是：由左心室收缩，血液注入主动脉，然后沿着升主动脉、主动脉弓和降主动脉各级分支到达身体各部的毛细血管，与周围的组织、细胞进行物质交换，血流中的营养物质和氧气被组织和细胞吸收，而组织、细胞的代谢产物则进入血液，这样，血液由鲜红色的动脉血变成暗红色的静脉血。静脉血由毛细血管逐渐汇入小静脉，最后汇入上、下腔静脉流回右心房再注入右心室。因为体循环在身体内路程长，流经的组织和细胞范围广，因此又称大循环。

肺循环的途径是：由体循环回到右心室的静脉血，当右心室收缩时，血液被引入肺动脉，进入肺泡处的毛细血管。正常情况下，气体是从压力高处向压力低处扩散。肺部毛细血管内氧气浓度低而二氧化碳浓度高，通过气管、支气管从空气中吸入肺泡内的氧气浓度高而二氧化碳浓度低，故而肺泡内的氧气压力高于肺泡周围毛细血管内的氧气压力，因此，肺泡间毛细血管内的二氧化碳扩散到肺泡内，肺泡内的氧气扩散到毛细血管内。血液在肺部经过气体交换后，静脉血变成含氧量高的动脉血。血液由肺内小静脉汇入肺静脉，出肺后注入左心房，血液再从左心房流入左心室。这个过程称为肺循环。肺循环在体内路程短，又称小循环。

血液是一种流体组织，充满心血管系统，在心脏的推动下不断循环流动。如果流经人体内任何器官的血流量不足，均可能造成严重的组织损伤；人体大量失血或血液循环严重障碍，将危及生命。血液在医学诊断上有重要价值，因为很多疾病可导致血液组成成分或性质发生特征性的变化。血液由血浆和悬浮于其中的血细胞组成。

血浆是一种晶体物质溶液，包括水和溶解于其中的多种电解质、小分子有机化合物和一些气体。血浆中含多种蛋白，统称为血浆蛋白。

血细胞包括红细胞、白细胞和血小板三类细胞，它们均起源于造血干细胞，分别具有不同的细胞结构，执行不同的生理功能。

血液的主要功能有：运输功能，即血液能把人体所需要的氧气和各种营养物质运输到需要的组织细胞内，同时又能把二氧化碳及组织代谢的其他废物运输到肺部和肾脏排出体外；营养功能（血浆中的蛋白起着营养储备的功能）；参与机体的免疫功能；参与调节体内酸碱值和渗透压功能；参与凝血和抗凝血功能；调节体温功能；参与体液调节以及产生液压功能等。

### （三）自动体外除颤器

心搏骤停患者早期心律失常最常见的是心室纤颤，治疗心室纤颤最有效的方法是进行早期电除颤。电除颤每推迟1min，存活率都会大大降低，所以患者一旦被确认为心室颤动，一定要在短时间之内进行电除颤。

自动体外除颤器（AED）是一种便携、易于操作、专为现场急救设计的急救设备（如图2-2所示），可自动检测心律、自动除颤，工作人员接受简单培训后即能熟练使用。它区别于传统除颤器，可以经内置电脑分析和确定发病者是否需要予以电除颤。除颤过程中，AED的语音提示和屏幕显示使操作简便易行。若现场有AED设备，应及时使用，而在等待除颤器就绪时应进行心肺复苏（CPR）。CPR与AED的早期

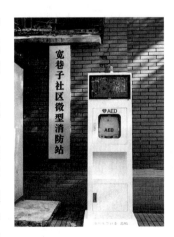

图2-2　社区AED装置

有效配合使用,是心搏骤停患者的最有效抢救手段。

### (四)气道异物梗阻

#### 1.定义

气道又称呼吸道,是气体交换的通道,当呼吸道被某些异物堵住,称为气道异物梗阻。气道异物梗阻时氧气不能吸入,二氧化碳不能排出,引起通气障碍。气道异物梗阻是一种急症,如不及时治疗,数分钟内即可导致窒息甚至死亡。异物进入呼吸道后,大的异物多停留在气管,小的异物易嵌于支气管。较大的、表面不光滑的或植物性异物(如豆类、花生米)对气管黏膜刺激强,使气管黏液分泌增加,植物性异物易被黏液浸泡而膨胀,加剧病情。因此,气道异物梗阻的急救应引起重视。

#### 2.引起气道异物梗阻的常见原因

(1)误吸异物。误吸异物多见于婴幼儿。婴幼儿有口含异物的习惯,且防御咳嗽力弱,反射功能差,容易误吸而将口腔中的物品吸入呼吸道。个别老年人因咳嗽、吞咽功能差,可能不慎将假牙或牙托误送入呼吸道。

(2)吞咽功能不协调。吞咽功能不协调多见于老年人或醉酒的人,特别是一些患有影响吞咽功能疾病的老年人。

(3)吞咽过量或体积过大的食物。成年人在进餐时,进食过快,尤其是在摄入大块的、咀嚼不全的食物时,若同时大笑或说话,易使一些肉块、菜梗等滑入呼吸道。

(4)胃内容物返流。昏迷患者,因舌根后坠,胃内容物或血液等返流入咽部,可阻塞呼吸道入口处。醉酒者也易发生呕吐物进入气道引起窒息。

**注意:**进餐时任何人突然发生心搏骤停都应考虑到气道异物梗阻的可能。

#### 3.气道异物梗阻的临床表现

(1)常见症状。当异物吸入气管时,患者表现为突然的刺激性咳嗽、反射性呕吐、声音嘶哑、呼吸困难。由于异物吸入气道时会引发极度不适,患者常常不由自主地以一手呈 V 形紧贴于颈部,以示痛苦和求救,如图2-3 所示。

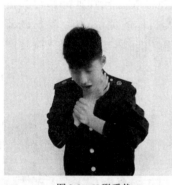

图2-3  V形手势

(2)呼吸道部分阻塞。患者有咳嗽、喘气或咳嗽弱而无力,呼吸困难,吸气时带有高声,面色出现青紫的情况。

(3)呼吸道完全阻塞。患者不能说话,不能咳嗽,不能呼吸,面色灰暗,发绀,失去知觉,昏迷倒地。严重者会呼吸、心搏骤停,如不及时抢救可导致死亡。

## 二  基本技能

### (一)成人徒手心肺复苏

#### 1.确认现场安全

观察环境,确保现场对施救者和伤病员都是安全的。

成人徒手心
肺复苏

**2.识别心搏骤停与呼救**

1）判断意识

轻拍伤病员双肩,高声呼喊"喂,你怎么了?"或"你还好吗?"如认识伤病员,可直呼其姓名。如呼唤、轻拍伤病员,伤病员均无动作和应声,即判断为无反应、无意识,如图2-4所示。

2）判断呼吸

保持呼吸道通畅,采用"听、看、感觉"的方法判断呼吸,听伤病员口鼻处有无呼吸声,看伤病员胸腹部有无起伏,用自己的脸颊感觉伤病员口鼻处有无气流呼出,如图2-5所示。如无呼吸声、无气流,胸腹部无呼吸起伏,判断为无呼吸。注意:判断时间至少5s,但不要超过10s。

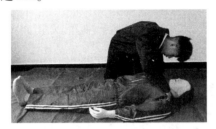 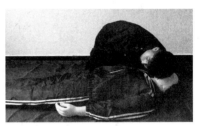

图2-4  判断意识                    图2-5  判断呼吸

3）立即呼救

一旦发现伤病员无意识、无呼吸(或仅有濒死叹息样呼吸),立即高声呼唤其他人前来帮助救人,如图2-6所示,并尽快拨打急救电话或附近医院电话,如图2-7所示。打电话的人要保持镇静,准确说明下列问题:①详细地址;②现场可联系电话号码;③伤病员情况,如原因、病情、伤情等;④伤病员人数;⑤已采取的急救措施,如CPR、AED使用等。现场均为未接受CPR培训者情况下,可在接线员的电话指导下进行胸外按压。除电话呼救外,还应立即取来AED,或派人去取AED。

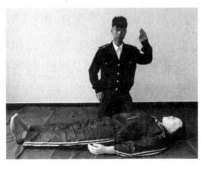 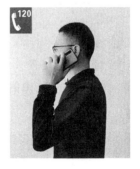

图2-6  现场呼救                    图2-7  "120"电话呼救

**3.胸外心脏按压**

胸外心脏按压是徒手心肺复苏技术中最为重要的一个组成部分,其起到的作用不仅是提供人工循环支持,在施救者不愿意进行人工呼吸时,这种方法还能产生一定量的通气。

有效的胸外心脏按压,可以产生60～80mmHg收缩期峰压,通过增加胸腔内压或直接按压心脏推动血液向前流动。当胸部按压解除时,心室恢复舒展状态,产生吸引作用,血液回流充盈心脏。

只要判断伤病员无意识、无呼吸(或仅有濒死叹息样呼吸),应立即进行胸外按压,以维持重要脏器的功能。对于非急救专业人士而言,无须根据颈动脉搏动检查结果来确定是否需要胸外心脏按压或电除颤,只要确认伤病员无意识且无自主呼吸(或仅有濒死叹息样呼吸)就进行心肺复苏。

1)检查颈动脉搏动的方法

伤病员仰头后,一手按住其前额,用另一手食、中指并拢查找气管(靠近救护人员的一侧),把手指滑到气管和颈部一侧肌肉之间的沟内,触摸颈动脉搏动。

注:检查时间为 5~10s,如 10s 内不能明确感觉到脉搏,则应开始胸外按压。此步骤非急救专业人士可省略。

2)胸外心脏按压操作

(1)体位:伤病员仰卧位于硬质平面上。伤病员头、颈、躯干平直,无扭曲,如图 2-8 所示。

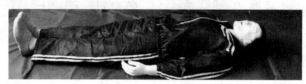

图 2-8　心肺复苏体位

(2)按压部位:胸部中央、胸骨下半部,即胸部前正中线与双乳头连线交界处。

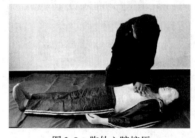

图 2-9　胸外心脏按压

(3)按压方法:将一只手的掌根放在患者胸部的中央,位于胸骨下半部分,将另一只手的掌根重叠放于第一只手手背上,手指相扣,第一只手手指翘起脱离胸壁。按压时上半身前倾,双肩正对伤病员胸骨上方,双肘关节伸直,双臂绷直,以髋关节为轴,借助上半身的重力垂直向下按压。每次抬起时掌根不要离开胸壁,并应随时注意有无肋骨或胸骨骨折。如图 2-9 所示。

(4)按压频率:按压频率为 100~120 次/min,按压与放松时间大致相等。

(5)按压幅度:对正常体型的伤病员,胸壁下压深度为 5~6cm,每次按压后,应放松使胸廓充分回弹,避免在按压间隙倚靠在伤病员胸壁。

### 4. 开放气道

伤病员心跳、呼吸停止,意识丧失之后,口腔内的舌肌松弛后坠,压迫气道。在口对口人工呼吸之前,打开气道是一个必要的动作,否则人工呼吸难度增加甚至无法进行通气。

开放气道应先除去气道内异物。首先解开伤病员衣领、围巾、戴上手套,迅速清除其口中异物和分泌物,以利呼吸通畅。开放气道的常用方法是仰头举颏法,如图 2-10 所示,用一只手的小鱼际按压伤病者的前额,使头部后仰,同时另一只手的食指及中指置于下颌骨骨性部分向上抬颏,使下颌角与耳垂连线和地面垂直。施救者手指不要深压颌下软组织,以免阻塞气道。

### 5. 人工呼吸

口对口人工呼吸方法:用按于前额的手的食指和拇指捏紧伤病员鼻孔,如图 2-11 所示。正常吸气后紧贴伤病员的嘴,要把伤病员的口部完全包住。缓慢向伤病员口内吹气(每次吹气持续时间约 1s),使得伤病员胸廓抬起。每一次吹气完毕后,应与伤病员口部脱离。吹气频率为每 6s 吹气 1 次或每分钟吹气 10 次。单人心肺复苏操作时按压与吹气的比例为 30:2。

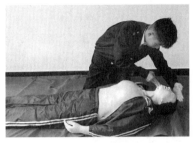
图 2-10　仰头举颏法

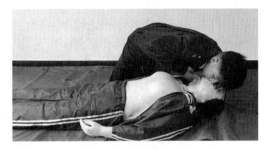
图 2-11　口对口人工呼吸

### 6.评估

单人操作时,5 个按压/通气周期后,再次检查和评价,如仍无循环体征,继续进行CPR。注意:尽可能减少按压中断,两次按压中断时间应小于 10s。

### 7.心肺复苏有效的指征

出现以下一个或多个体征时,提示心肺复苏是有效的:

(1)恢复自主心率。

(2)恢复自主呼吸,鼻翼翕动,胸部起伏。

(3)大动脉搏动恢复,如颈动脉、股动脉等大动脉可以摸到动脉搏动。

(4)恢复改善末梢循环,伤病员口唇、颜面、皮肤、指端由苍白、发绀转为红润,肢体由冰冷转暖。

(5)散大的瞳孔缩小,对光反射恢复。

(6)意识逐渐好转,神志逐渐恢复,对声音有反应。

(7)恢复生理反射,伤病员有眼球活动,睫毛反射与对光反射出现,身体出现不自主动作或抗拒动作,肌张力恢复或肌张力增加。

### 8.高质量心肺复苏的要素

(1)成人以 100～120 次/min 的速率实施胸外按压。

(2)按压深度至少达到 5cm,不超过 6cm。

(3)每次按压后让胸廓完全回弹,按压与放松时间比大致相等。避免在按压间隙倚靠在伤病员胸部。

(4)尽可能减少按压中断,两次按压中断时间应小于 10s。

(5)给予伤病员足够的通气(30 次按压后进行 2 次人工呼吸,每次通气持续 1s,每次须使胸部隆起);避免过度通气(即呼吸次数太多,或呼吸用力过度)。

高质量心肺复苏的要素一般可总结为 5 点:快速按压、用力按压、保持胸廓充分回弹、避免过度通气、尽量减少按压中断时间。

### (二)救护体位

### 1.救护人员位置

现场急救人员位于伤病员的一侧,将两腿自然分开与肩同宽,跪贴或立于伤病员的肩、胸部，如图 2-12 所示。

### 2. 复苏体位

对于呼吸、心搏骤停的伤病员，在确保没有脊柱损伤的情况下，应将其置于仰卧位，放在坚硬的平面上。若伤病员面部朝下，位于俯卧位，操作方法如下：

（1）救护人员位于伤病员的一侧。

（2）将伤病员的双上肢向头部方向伸直，如图 2-13 所示。

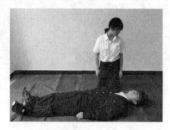 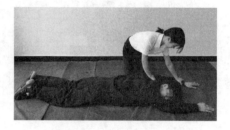

图 2-12　救护人员体位　　　　图 2-13　双上肢向头部方向伸直

（3）将伤病员远离救护人员一侧的小腿放在另一侧腿上，两腿交叉，如图 2-14 所示。

（4）救护人员一只手托住伤病员的后头、颈部，另一只手插入远离救护人员一侧的伤病员腋下或胯部，如图 2-15 所示。

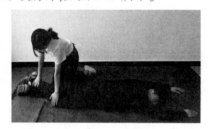 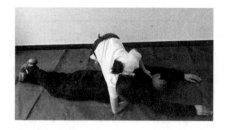

图 2-14　两腿交叉　　　　图 2-15　一手托住头颈部，另一只手插入腋下

（5）将伤病员整体翻转向救护人员，如图 2-16 所示。

（6）将伤病员翻为仰卧位，再将伤病员上肢置于身体两侧，如图 2-17 所示。

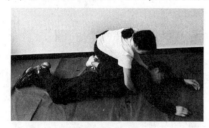 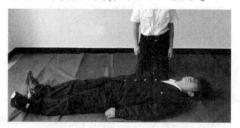

图 2-16　整体翻转　　　　图 2-17　将上肢放下置于身体两侧

### 3. 常规复原体位

常规复原体位是伤病员呼吸心跳突然停止，经心肺复苏后呼吸心跳恢复但神志尚未完全恢复，等待进一步救援时采取的安全姿势。此时伤病员的情况应该是神志不清醒、呼吸循环尚稳定，所以同样适用于其他情况导致的神志不清但生命体征平稳（未经过复苏程序）的情况。采取复原体位最重要的意义就是防止误吸。此方法简单有效，可用于醉酒、中风、癫痫等突发病的护理。操作方法如下：

（1）将伤病员仰面平置于地面。

（2）救护人员面向伤病员双膝跪地,膝关节距伤病员身体一拳远,如图 2-18 所示。

（3）将伤病员近侧上肢外展,向上摆成直角;远侧上肢屈曲置于其胸前;伤病员远侧下肢屈曲支起,如图 2-19 ~ 图 2-21 所示。

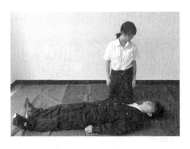 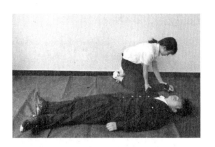

图 2-18　仰面平置于地面　　　　　　图 2-19　近侧上肢位置

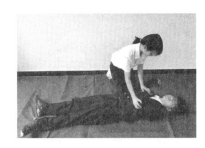 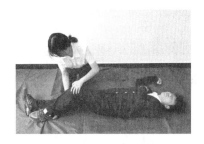

图 2-20　远侧上肢位置　　　　　　图 2-21　远侧下肢位置

（4）救护人员一只手握伤病员远侧肩部,另一只手握伤病员远侧下肢的膝关节,将伤病员向自己方向翻动,如图 2-22 所示。

（5）将伤病员头部自然置于其近侧上肢之上,将其远侧手掌手心向下置于颌下,面口稍向地面,头稍后仰,如图 2-23、图 2-24 所示。

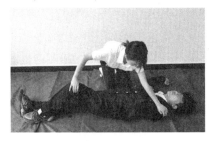 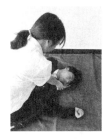 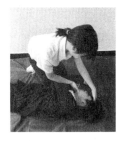

图 2-22　翻转方法　　　图 2-23　面部枕于手背　图 2-24　头稍后仰

（6）远侧下肢膝关节屈曲,起三角支撑作用,如图 2-25 所示。

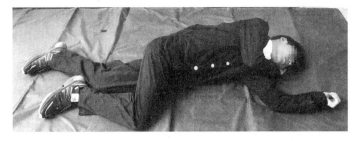

图 2-25　常规复原体位

（7）每隔 5～10min 重复检查伤病员呼吸、心跳、皮肤、意识等情况，如有异常即开始进行急救。

### 4. 其他体位

（1）头低脚高位：适用于失血性休克。伤病员仰卧，救护人员将其头部放低并偏向一侧，下肢抬高，如图 2-26 所示。

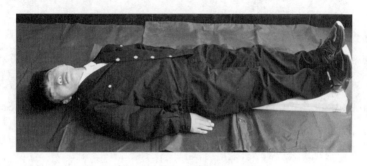

图 2-26　头低脚高位

（2）半卧位：适用于呼吸困难的伤病员，如图 2-27 所示。

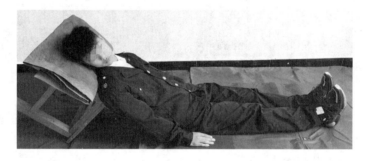

图 2-27　半卧位

### （三）自动体外除颤器（AED）的应用

### 1. 使用方法

（1）开启 AED。打开 AED 的盖子，依据视觉和声音的提示操作（有些型号需要先按下电源）。

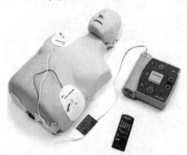

图 2-28　自动体外除颤器（AED）

（2）安置电极片。在伤病员适当的位置上，紧密地贴上电极。通常而言，两块电极板分别贴在右胸上部和左胸左乳头外侧（图 2-28），具体位置可以参考 AED 机壳上的图样和电极板上的图示说明。

（3）将电极板插头插入 AED 主机插孔。

（4）分析心律，必要时除颤。按下"分析"键（有些型号在插入电极板后会发出语音提示，并自动开始分析心律，在此过程中请不要接触伤病员，即使是轻微的触动都有可能影响 AED 的分析），AED 将会开始分析心律。分析完毕后，AED 将会发出是否进行除颤的建议，当有除颤指征时，不要与伤病员接触，同时告诉附近的所有人远离伤病员，由操作者按下"放电"键除颤。除颤器不会自动发出电击，必须按下电击按键才会发出电击。

（5）一次除颤后未恢复有效灌注心律，除颤后立即进行 5 个周期 CPR，再进行评估。除颤结束后或 AED 提示"不建议电击"，操作者应立即继续进行 5 个周期 CPR，然后再次分析心律、除颤、CPR，重复前述操作至伤病员复苏成功或专业急救人员到来。

### 2. 注意事项

（1）除颤时不要接触伤病员，杜绝伤病员通过水、金属等与他人接触。

（2）在电极片包装上显示的有效期限内使用电极片。

（3）对于 8 岁以下的儿童患者，请优先使用儿科自动体外除颤器，如果没有，使用标准自动除颤器时应优先使用儿科电极片。

（4）在进行心律分析过程中，为防止误诊或延迟诊断，不应接触伤病员，并保持伤病员不动。

（5）将伤病员从水中移出，应擦干净伤病员胸部的水。

（6）有药贴的伤病员应将药贴撕去，并擦干局部皮肤。

（7）如果胸部多毛，应剃掉需要粘贴电极片部分的毛发。

（8）如有可能，避免直接将 AED 电极片放在植入式装置（如植入式除颤器和起搏器）上。

### （四）儿童及婴儿心肺复苏程序

#### 1. 儿童心肺复苏

（1）确认现场环境已安全，轻拍患儿双肩并呼喊他/她，检查患儿有无反应，检查患儿的呼吸，通过"听、看、感觉"的方法判断患儿有无呼吸，如无呼吸声、感觉不到气流、胸腹部无呼吸起伏，判断为无呼吸，观察时间不超过 10s。如果没有反应、没有呼吸或异常呼吸，则立刻请人帮忙拨打急救电话并去取 AED（如果有条件）。

注意：如果没有人帮忙，只有你一个人且无法同时呼救的话，则要先做 5 组 CPR（按压与吹气的比例是 30∶2），再自己去拨打急救电话。

（2）开放气道：采用仰头举颏法打开气道，观察口腔，如有异物，需要清除。

（3）人工呼吸：可采用口对口人工呼吸，每次通气时间持续约 1s，可见胸廓起伏。

（4）胸外心脏按压：按压部位为胸骨下半部，可以单掌按压或双掌按压；按压频率为 100～120 次/min，按压幅度至少为胸廓前后径的 1/3（大约 5cm），每次按压后胸廓要完全回弹。单人操作按压与吹气的比例为 30∶2，双人操作按压与吹气的比例为 15∶2。每完成 5 组 CPR 评估一次心肺复苏效果。

#### 2. 婴儿心肺复苏

在应急救护中，一般将 1 岁以内的宝宝称为婴儿（不包括出生后未满 28 天的新生儿）。婴儿心肺复苏程序如下。

（1）确认现场环境已安全，用手拍打婴儿的足底，检查婴儿有无反应（图 2-29），通过"听、看、感觉"的方法判断婴儿有无呼吸，观察时间不超过 10s。如果没有反应、没有呼吸或异常呼吸，则立刻请人帮忙拨打急救电话并去取 AED（如果有条件）。

注意：如果没有人帮忙，并且没法同时呼救的话，则要先做 5 组 CPR（按压与吹气的比例是 30∶2），再去拨打急救电话（图 2-30）。

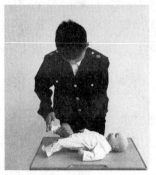
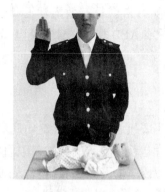

图2-29 判断意识 　　　　图2-30 呼救

（2）开放气道：采用仰头举颏法打开气道，不要过度后仰头部；将婴儿颈部置于正中位，使外耳道与婴儿肩部上方在一个平面上，从而最大限度地开放气道；观察口腔，如有异物，需要清除，如图2-31～图2-33所示。

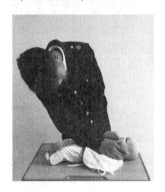
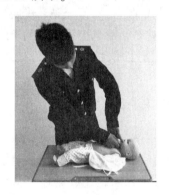
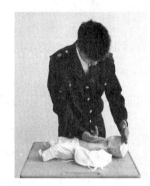

图2-31 观察口腔有无异物 　　图2-32 清除异物 　　图2-33 打开气道

（3）人工呼吸：可采用口对口鼻人工呼吸，每次通气时间持续约1s，可见胸廓起伏，如图2-34所示。

（4）胸外心脏按压：按压部位在婴儿胸部的中央略低于乳头连线，不要按压胸骨的尖端；采用双指按压法或双手环绕双拇指按压，按压频率为100～120次/min，按压幅度至少为胸廓前后径的1/3（大约4cm），每次按压后胸廓要完全回弹，如图2-35所示。单人操作按压与吹气的比例为30∶2，双人操作按压与吹气的比例为15∶2。

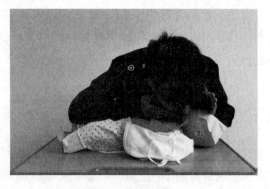
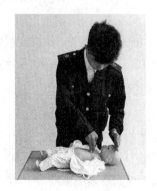

图2-34 口对口鼻吹气 　　　　图2-35 胸外按压

### 3. 成人、儿童、婴儿心肺复苏（单人操作）不同点比较

成人、儿童、婴儿在心肺复苏单人操作中主要的不同点比较见表2-1。

| 项目 | 检查反应 | CPR 步骤 | 按压部位 | 胸外按压 | 人工呼吸 | 检查脉搏 |
|---|---|---|---|---|---|---|
| 成人<br>（青春期以后） | 拍轻双肩<br>耳边大声呼唤 | 胸外按压—<br>开放气道—<br>人工呼吸 | 胸骨前正中线<br>与双乳头连线<br>交界处（胸骨<br>下半段） | 双手掌根<br>按压，5～6cm | 口对口<br>或口对鼻 | 颈动脉 |
| 儿童<br>（1 岁～青春期） | | 开放气道—<br>人工呼吸—<br>胸外按压 | | 单手或双手<br>掌根按压，<br>大约 5cm | | 颈动脉或<br>股动脉 |
| 婴儿<br>（1～12 个月） | 拍打足底 | | 胸骨前正中线<br>与双乳头连线<br>交界处略下方 | 双手（中指、<br>无名指）或双手<br>环抱双拇指<br>按压，大约 4cm | 口对口鼻 | 肱动脉 |

### （五）气道异物梗阻

#### 1．成人及儿童急救法

如果患者表现出轻微气道梗阻的症状，应先鼓励患者不断咳嗽，不要立刻实施激进治疗（如后背拍击、腹部冲击和胸外按压），可能会造成严重的并发症或使气道梗阻情况恶化。但对发生轻微气道梗阻者应持续观察，直到情况好转，因为有可能转为严重气道梗阻。

如果患者表现出严重气道梗阻的症状，但意识尚清醒，则应该迅速拨打急救电话，并进行后背叩击法：施救者站到患者身后，用一只手撑住患者胸部，并让患者前倾，用另一只手的手掌根在患者肩胛之间用力拍击（最多叩击 5 次）。

如果后背拍击未能消除气道梗阻，则实施腹部冲击法、胸部冲击法或胸部按压法。

（1）腹部冲击法：又叫"海姆里克腹部冲击法"，简称海氏手法，是一种简便有效的消除气道异物阻塞的急救方法。这种抢救方法是 1974 年美国医生海姆里克发明的。该法利用冲击腹部使膈肌软组织被突然冲击，产生向上的压力，压迫两肺下部，从而驱使肺部残留空气形成一股气流，长驱直入气管，将堵塞气管、喉部的食物块等异物驱除。腹部冲击法主要包括以下两种方法。

①自救腹部冲击法：患者本人一只手握空拳，使拇指倒顶住其腹部正中线肚脐略向上方；另一只手紧握此拳，将拳头压向自己的腹部，快速用力向内向上冲击 5 次，以造成人工咳嗽，驱除异物，每次冲击应是明显分开独立的、有力的动作，注意施力方向，防止胸部和腹部内脏器损伤。如图 2-36、图 2-37 所示，适用于呼吸道部分阻塞、意识清醒、身边无他人在场、不能拨打急救电话的患者。

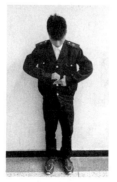 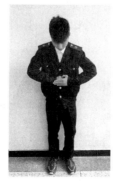

图 2-36　冲击部位　　　图 2-37　腹部冲击姿势

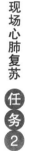

患者也可稍稍弯下腰去,靠在一固定的水平物体上,以物体边缘压迫上腹部,快速向上冲击,如图2-38所示。重复以上动作,使异物排出。

②互救腹部冲击法:取立位,急救者站在患者背后,令患者弯腰,头部前倾,以双臂环绕其腰,一只手握空拳,使拇指倒顶住其腹部正中线肚脐略向上方;另一只手紧握此拳,将拳头压向患者腹部,快速用力向内向上冲击,最多连续5次,以造成人工咳嗽,驱除异物,每次冲击应是明显分开独立的、有力的动作,适用于意识清醒的患者。注意施力方向,防止胸部和腹部内脏器损伤。如果梗阻仍未消除,则5次后背拍击与5次腹部冲击交替进行。窒息解除后,鼓励意识清醒的患者立即就医,由医务人员评估患者是否有由于腹部快速冲击引起的潜在并发症。

(2)胸部冲击法:取立位,急救者站在患者背后,双臂从患者腋下环绕其胸部;一只手握空拳,使拇指倒顶住其胸骨中部,注意避开肋骨缘和剑突;另一只手紧握此拳,向内向上冲击,连续5次,每次冲击应是明显独立的、有力的动作,如图2-39所示,适用于不宜采用腹部冲击法的患者,如孕妇和肥胖者等。

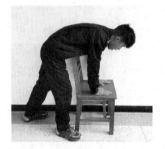

图2-38　借助椅背进行腹部冲击　　图2-39　胸部冲击

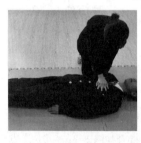

图2-40　胸部按压

(3)胸部按压法:托住患者,将其小心地放在地上,进行胸部按压,操作方法同心肺复苏,如图2-40所示,适用于无意识的患者,或者在前述抢救过程中失去意识的患者。

**2.婴幼儿急救法**

如果婴儿表现出轻微气道梗阻的体征,应继续观察婴儿的情况。如果婴儿表现出严重气道梗阻的症状,且意识清醒,则迅速拨打急救电话,并按如下方法操作。

(1)背部叩击法:抱起婴儿,将婴儿骑跨并俯卧于急救者的胳臂上,头低于躯干,手托住其下颌,固定头部,并将托住婴儿的胳臂放在急救者的大腿上做支撑,然后用另一只手的掌根部拍击婴儿两肩胛骨之间的背部(最多5次);使呼吸道内压骤然升高,有助于松动其呼吸道异物并排出体外,如图2-41～图2-43所示。

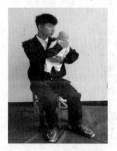

图2-41　抱起婴儿

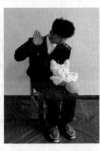

图2-42　婴儿体位

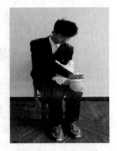

图2-43　背部叩击

（2）胸部冲击法：若背部叩击未能驱除异物，可采用胸部冲击法：婴儿取仰卧位，抱持于急救者手臂弯中，用手托住婴儿后颈枕部以固定好婴儿头部，头略低于躯干，急救者用两手指按压胸骨正中线与双乳头连线交界点下两指处（最多5次），冲击深度约为胸廓前后径的1/3，如图2-44所示；检查异物是否排出到口腔内，若在口腔内，用小手指将异物取出（切勿盲目地用手指清除异物，因为这样可能将异物推入气道，造成进一步的梗阻或损伤），如图2-45所示；必要时可与背部叩击法交替使用，直到异物排出或婴儿失去知觉。

（3）胸部按压法：托住婴儿，将其小心地放在一个固定的平面上，开放气道，做2~5次人工呼吸，然后进行胸外心脏按压，操作方法同心肺复苏，如图2-46所示，适用于无意识的婴儿，或者在前述抢救过程中失去意识的婴儿。

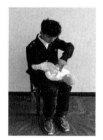
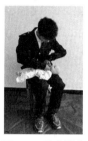
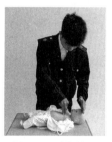

图2-44　胸部冲击　　　图2-45　取出异物　　　图2-46　胸部按压

**视野拓展**

### 某地铁乘客伤亡事件应急处理流程

某地铁乘客伤亡事件应急处理流程如图2-47所示。

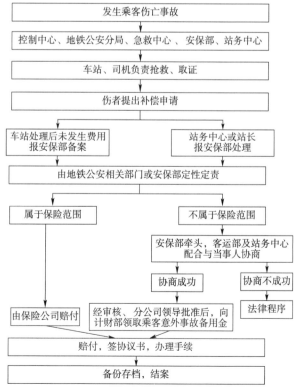

图2-47　某地铁乘客伤亡事件应急处理流程图

## 铁路旅客人身伤害程度及事故种类

**1.铁路旅客人身伤害按程度分为3种**

(1)死亡。

(2)重伤:肢体残废,容貌毁损,视觉、听觉丧失及器官功能丧失(鉴定标准参照司法部发《人体重伤鉴定标准》)。

(3)轻伤:伤害程度不及重伤者。

**2.铁路旅客人身伤害事故分为6类**

(1)轻伤事故:是指只有轻伤,没有重伤和死亡的事故。

(2)重伤事故:是指有重伤,没有死亡的事故。

(3)一般伤亡事故:是指一次造成死亡1~2人的事故。

(4)重大伤亡事故:是指一次造成死亡3~9人的事故。

(5)特大伤亡事故:是指一次造成死亡10~29人的事故。

(6)特别重大伤亡事故:是指一次造成死亡30人以上的事故。

▦）任务实施与评价

任务实施2-1 **成人心肺复苏操作实训**

#### 一、训练目的

通过实训,熟练掌握成人心肺复苏的操作流程。

#### 二、训练内容

(1)意识、呼吸的识别判断方法及时间要求;

(2)现场呼救及"120"电话呼救的内容;

(3)高质量胸外心脏按压的操作标准;

(4)仰头举颏法的操作要领及清除呼吸道异物的方法;

(5)口对口人工呼吸的操作要领。

#### 三、训练要求

(1)训练时不穿裙装及领口过于宽松的上衣。

(2)应使用心肺复苏模型进行心肺复苏的训练,严禁在正常人身上进行操作训练。

(3)不怕苦,不怕累,坚持严格按操作标准进行训练。

(4)反复训练,直至熟练掌握整个操作流程,所有操作技能都能标准熟练地完成。

(5)在操作训练中要充满信心,不要犹豫不决。

#### 四、操作步骤

具体操作步骤见表2-2,请总结各步骤操作要领并将表2-2补充填写完整。

表2-2

成人心肺复苏操作操作要领

| 操 作 步 骤 | 操 作 要 领 |
|---|---|
| 观察环境是否安全 | 确认环境已安全 |
| | 做好自我防护 |
| 识别心搏骤停 | 判断意识的方法: |
| | 判断呼吸的方法: |
| | 判断时长: |
| 紧急呼救 | 现场呼救的要求: |
| | "120"电话呼救的要求: |
| | 表明身份 |
| | 有条件的请人取 AED |
| 胸外心脏按压 | 按压部位的判断方法: |
| | 按压姿势的要求: |
| | 按压频率的要求: |
| | 按压深度的要求: |
| | 按压后胸部复原 |

| 操作步骤 | 操作要领 |
|---|---|
| 开放气道 | 开放气道的方法： |
| | 清除呼吸道异物的方法： |
| 人工呼吸 | 口对口人工呼吸的要领： |
| | 通气持续时间的要求： |
| | 通气量的判断方法： |
| | 单人操作按压与吹气比例： |
| 评估 | 打开气道，评估呼吸 |
| | 评估时长： |
| 复苏后护理 | 整理伤病员衣服，将伤病员摆放至_____体位 |

## 任务评价 2-1

成人心肺复苏考核评分表见表2-3。

成人心肺复苏考核评分表 表2-3

| 考核项目 | 考核内容 | 评分 | |
|---|---|---|---|
| | | 分值 | 得分 |
| 观察环境是否安全 | 确认环境已安全 | 2 | |
| | 做好自我防护 | 2 | |
| 识别心搏骤停 | 判断意识 | 2 | |
| | 判断呼吸 | 2 | |
| 紧急呼救 | 现场呼救，寻求他人帮助 | 2 | |
| | "120"电话呼救 | 2 | |
| | 表明身份 | 2 | |
| | 有条件的请人取 AED | 2 | |
| 胸外心脏按压（5组） | 按压部位 | 10 | |
| | 按压姿势 | 10 | |
| | 按压频率 | 10 | |
| | 按压深度 | 10 | |
| | 按压后胸部复原 | 10 | |
| 开放气道 | 清除呼吸道异物 | 5 | |
| | 开放气道 | 5 | |
| 人工呼吸（5组） | 口对口人工呼吸 | 10 | |
| | 按压与吹气比例 | 10 | |
| 评估 | 打开气道，评估呼吸、心跳 | 2 | |
| 复苏后护理 | 整理伤病员衣服，保持气道通畅 | 2 | |

总分：

| 任务实施 2-2 | 儿童心肺复苏操作实训 |

## 一、训练目的

通过实训,熟悉儿童心肺复苏的操作流程。

## 二、训练内容

(1)儿童意识和呼吸的识别判断方法及时间要求;

(2)儿童高质量胸外心脏按压的操作标准;

(3)儿童仰头举颏法的操作要领及清除呼吸道异物的方法;

(4)口对口人工呼吸的操作要领。

## 三、训练要求

(1)训练时不穿裙装及领口过于宽松的上衣。

(2)应使用心肺复苏模型进行心肺复苏的训练。

(3)在操作训练中重点注意儿童心肺复苏与成人心肺复苏的不同点。

## 四、部分操作步骤及操作要领

总结儿童心肺复苏特点并将表 2-4 补充填写完整。

**儿童心肺复苏部分操作步骤及操作要领**　　　　　　　表 2-4

| 操 作 步 骤 | | 操 作 要 领 |
|---|---|---|
| 判断意识 | | |
| CPR 步骤 | | |
| 开放气道 | | |
| 人工呼吸 | | |
| 胸外心脏按压 | 按压部位 | |
| | 按压方法 | |
| | 按压深度 | 至少为胸廓前后径的_____(大约_____cm) |
| 检查脉搏 | | 检查_____动脉 |

| 任务评价 2-2 |

儿童心肺复苏考核评分表见表 2-5。

**儿童心肺复苏考核评分表**　　　　　　　表 2-5

| 考 核 项 目 | 考 核 内 容 | 评 分 | |
|---|---|---|---|
| | | 分值 | 得分 |
| 观察环境是否安全 | 确认环境已安全 | 2 | |
| | 做好自我防护 | 2 | |
| 识别心搏骤停 | 判断意识 | 2 | |
| | 判断呼吸 | 2 | |
| 紧急呼救 | 现场呼救,寻求他人帮助 | 2 | |
| | "120"电话呼救 | 2 | |

| 考核项目 | 考核内容 | 评 分 | |
|---|---|---|---|
| | | 分值 | 得分 |
| 紧急呼救 | 表明身份 | 2 | |
| | 有条件的请人取 AED | 2 | |
| 开放气道 | 清除呼吸道异物 | 5 | |
| | 开放气道 | 5 | |
| 人工呼吸<br>（5组） | 口对口人工呼吸 | 10 | |
| | 按压与吹气比例 | 10 | |
| 胸外心脏按压<br>（5组） | 按压部位 | 10 | |
| | 按压姿势 | 10 | |
| | 按压频率 | 10 | |
| | 按压深度 | 10 | |
| | 按压后胸部复原 | 10 | |
| 评估 | 打开气道，评估呼吸、心跳 | 2 | |
| 复苏后护理 | 整理伤病员衣服，保持气道通畅 | 2 | |

总分：

## 任务实施2-3 婴儿心肺复苏操作实训

### 一、训练目的
通过实训，熟悉婴儿心肺复苏的操作流程。

### 二、训练内容
（1）婴儿意识和呼吸的识别判断方法及时间要求；
（2）婴儿高质量胸外心脏按压的操作标准；
（3）婴儿仰头举颏法的操作要领及清除呼吸道异物的方法；
（4）口对口鼻人工呼吸的操作要领。

### 三、训练要求
（1）训练时不穿裙装及领口过于宽松的上衣。
（2）应使用心肺复苏模型进行心肺复苏的训练。
（3）在操作训练中重点注意婴儿心肺复苏与成人、儿童心肺复苏的不同点。

### 四、部分操作步骤及操作要领
总结婴儿心肺复苏特点并将表2-6补充填写完整。

婴儿心肺复苏部分操作步骤及操作要领      表2-6

| 操作步骤 | 操作要领 |
|---|---|
| 判断意识 | |
| CPR 步骤 | |
| 开放气道 | |
| 人工呼吸 | |

| 操作步骤 | | 操作要领 |
|---|---|---|
| 胸外<br>心脏<br>按压 | 按压部位 | |
| | 按压方法 | |
| | 按压深度 | 至少为胸廓前后径的_____（大约_____cm） |
| 检查脉搏 | | 检查_____动脉 |

## 任务评价 2-3

婴儿心肺复苏考核评分表见表2-7。

**婴儿心肺复苏考核评分表**　　　　　　　　　　　　　　表2-7

| 考核项目 | 考核内容 | 评分 | |
|---|---|---|---|
| | | 分值 | 得分 |
| 观察环境是否安全 | 确认环境已安全 | 2 | |
| | 做好自我防护 | 2 | |
| 识别心搏骤停 | 判断意识 | 2 | |
| | 判断呼吸 | 2 | |
| 紧急呼救 | 现场呼救，寻求他人帮助 | 2 | |
| | "120"电话呼救 | 2 | |
| | 表明身份 | 2 | |
| | 有条件的请人取 AED | 2 | |
| 开放气道 | 清除呼吸道异物 | 5 | |
| | 开放气道 | 5 | |
| 人工呼吸<br>（5组） | 口对口鼻人工呼吸 | 10 | |
| | 按压与吹气比例 | 10 | |
| 胸外心脏按压<br>（5组） | 按压部位 | 10 | |
| | 按压姿势 | 10 | |
| | 按压频率 | 10 | |
| | 按压深度 | 10 | |
| | 按压后胸部复原 | 10 | |
| 评估 | 打开气道，评估呼吸、心跳 | 2 | |
| 复苏后护理 | 整理伤病员衣服，保持气道通畅 | 2 | |

总分：

## 任务实施 2-4　气道异物梗阻急救操作实训

### 一、训练目的

通过实训，熟练掌握气道异物梗阻的急救操作要领。

33

现场心肺复苏

任务 ②

## 二、训练内容

（1）气道异物梗阻的判断方法；

（2）成人及儿童背部叩击法的操作要领；

（3）成人及儿童腹部冲击法的操作要领；

（4）婴儿背部叩击法的操作要领；

（5）婴儿胸部冲击法的操作要领；

（6）成人、儿童气道异物梗阻急救流程；

（7）婴儿气道异物梗阻急救流程。

## 三、训练要求

（1）训练时不穿裙装及领口过于宽松的上衣。

（2）在操作训练中重点注意根据不同年龄阶段、不同意识情况选择不同的急救方法。

## 四、操作方法

将表2-8补充完整,并在表中选择不同年龄阶段、不同意识情况下的气道异物梗阻急救方法。

**不同年龄阶段、不同意识情况下的气道异物梗阻急救要点**　　　　表2-8

| 操 作 步 骤 | | 成人和儿童急救要点 | | 婴儿急救要点 | |
|---|---|---|---|---|---|
| 意识情况 | | 清醒者 | 不清醒者 | 清醒者 | 不清醒者 |
| 临床表现 | | | | | |
| 急救方法选择 | 观察、鼓励咳嗽 | | | | |
| | 背部叩击法 | | | | |
| | 腹部冲击法 | | | | |
| | 胸部冲击法 | | | | |
| | 胸部按压法 | | | | |

## 任务评价 2-4

气道异物梗阻急救考核评分表见表2-9。

**气道异物梗阻急救考核评分表**　　　　表2-9

| 考核项目 | 考核内容 | 评分 | |
|---|---|---|---|
| | | 分值 | 得分 |
| 操作流程 | 急救操作流程熟练 | 30 | |
| 方法选择 | 能根据不同情况选择正确的处理方法 | 30 | |
| 操作要领 | 熟练掌握不同处理方法的操作要领 | 40 | |

总分：

# 任务3

# 现场创伤救护

创伤是导致人体伤害的常见原因，在日常生活和生产劳动中经常发生，轻者造成体表损伤，引起疼痛或出血；重者可导致功能障碍、残疾，甚至死亡。

在轨道交通运输工作中，无论工作人员还是服务对象，因为创伤受到伤害的事件时有发生。严重创伤的应急救护需要快速、正确、有效，以挽救伤病员的生命，防止损伤加重并减轻伤病员的痛苦。

本任务需要学习者掌握创伤现场急救原则，伤口止血、包扎、骨折固定、伤病员搬运等基本急救技术以及一些特殊损伤的处理原则等。

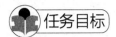 **任务目标**

（1）熟练掌握现场止血技术；熟练掌握伤口包扎方法；熟练掌握长骨骨折固定方法；熟练掌握伤病员的搬运方法；熟悉一些特殊损伤的急救原则。

（2）了解现场创伤救护的重要性；了解现场验伤分类方法；熟悉创伤现场检查方法；掌握现场创伤救护的原则。

（3）培养良好的职业素养，具备冷静、镇定、果断、灵活、机智地应对各种突发情况的心理素质和能力；在工作中践行社会主义核心价值观，具有高度的安全意识和对自己及人民生命高度负责的精神。

**任务分组**

建议学习者组建学习小组，共同完成相关任务。

| 姓　　名 | 学　　号 | 分　　工 | 备　　注 | 学 习 计 划 |
|---|---|---|---|---|
| | | | 组长 | |
| | | | | |

**情境引入**

**情境1**：某日，45岁的王××在某地铁站候车，列车到站后刚开门，王××准备上车，谁知左脚没有踏进地铁，反而一脚踩空，左腿卡进了地铁站台与列车的空隙中，被地铁工作人员及时救起，后经诊断，王××左大腿骨折、腰椎间盘突出。

**情境2**：某地铁站，一位穿着红色衣服的年老男乘客双手拎着东西，在扶梯上不慎跌倒，身体后仰，他的老伴在靠上的几个扶梯踏板上，看他摔倒了想过来帮忙，慌乱中也摔倒了。男乘客后背有擦伤出血，他老伴手腕与头部均有擦伤及出血。

**情境3**：某日，王×和妻子从镇江乘坐某次火车。列车开出1h后，他前往5号车厢倒垃圾时，列车晃动。此时，卫生间门开了，他本能地伸手扶住卫生间门框，就在此刻，有旅客上厕所，在关门的瞬间，他的左手无名指被门夹伤。

**思考**：(1)导致创伤的常见原因有哪些？

(2)针对出血、骨折的伤病员，应如何进行救护？

**任务准备** ----------------------------- 红十字救护员证考核训练题

**引导问题1**　创伤救护现场，首先考虑(　　)。

A.伤病员的呼吸情况　　　　　　　B.伤病员的颈动脉搏动情况

C.伤病员的意识水平　　　　　　　D.环境是否安全

**引导问题2**　简明验伤分类法中危重伤的标签是什么颜色？(　　)

A.黄色　　　　　B.红色　　　　　C.绿色　　　　　D.黑色

**引导问题3**　成人血液总量占自身体重的比例为(　　)。

A.5%～6%　　　　B.7%～8%　　　　C.9%～10%　　　　D.11%～12%

**引导问题 4**　上肢止血带应系在(　　　)。

A. 上臂上 1/3　　　　B. 上臂中 1/3　　　　C. 上臂下 1/3

**引导问题 5**　判断正误:单侧下肢骨折的伤病员可以扶行。　　　　　　(　　　)

**引导问题 6**　判断正误:止血带系得越紧越好。　　　　　　　　　　(　　　)

**引导问题 7**　判断正误:伤口内异物较深较大时,要先取出异物再包扎,以免加重伤情。　　　　　　　　　　　　　　　　　　　　　　　　　　　(　　　)

**引导问题 8**　判断正误:四肢骨折固定时最好露出指(趾)端。　　　　(　　　)

**引导问题 9**　判断正误:疑似颈椎骨折的伤病员现场处理方法:不能随意搬动伤病员,应及时拨打急救电话,并随时观察伤病员伤情变化,等候救护车到来。　　(　　　)

**引导问题 10**　判断正误:发生耳鼻漏时应迅速用敷料堵住耳朵,以免脑脊液流出。

（　　　）

基础知识与技能

# 一　理论基础

(一) 创伤的概念

创伤是各种致伤因素造成的人体组织或器官损伤和功能障碍。生活、生产中创伤极为常见,包括擦伤、切割伤、裂伤、撕脱伤、刺伤、挫伤、扭伤、挤压伤、爆震伤、火器伤等。由于工业、农业、交通业及体育事业的高速发展,各种事故所造成的创伤日趋增多。创伤不仅发生率高,而且程度差别很大,轻者造成体表损伤,引起疼痛或出血;重者可引起全身反应,可能有致命的大出血、休克、窒息及意识障碍,导致功能障碍、残疾,甚至死亡。创伤救护包括止血、包扎、固定、搬运等基本急救技术。

(二) 创伤的主要类型

创伤有多种分类方法,通常按以下 3 种方法分类。

**1. 按创伤的部位分类**

创伤可分为颅脑创伤、胸部创伤、腹部创伤、脊柱创伤、四肢创伤等。

**2. 按皮肤或黏膜表面有无伤口分类**

创伤可分为闭合性创伤、开放性创伤。

(1)闭合性创伤:受伤部位皮肤、黏膜保持完整,可合并深层组织及脏器的严重损伤。根据局部组织的损伤情况,闭合性创伤又分为挫伤、扭伤、爆震伤及挤压伤等。

(2)开放性创伤:受伤部位皮肤、黏膜的完整性遭到破坏,有伤口和出血,细菌易侵入,感染机会增加。开放性创伤又分为切割伤、撕裂伤等。

**3. 按损伤组织与器官的多少分类**

创伤可分为单发伤、多发伤、复合伤。多发伤为两个系统以上的组织或器官的损伤。若为两种或两种以上原因引起的创伤,则称为复合伤。

(三) 现场救护目的

创伤现场环境各种各样,均为突发事件,若现场条件差,会给救护带来困难。明确现场救护目的,有助于迅速选择救护方法,从而正确救护,防止惊慌失措,延缓抢救。现场救护是转向医院进一步治疗的基础,其目的是:

### 1. 维持生命

创伤伤病员由于重要脏器损伤(心、脑、肺、肝、脾及脊髓损伤)及大出血导致休克时,可出现呼吸、循环功能障碍。在循环骤停时,现场救护要立即实施心肺复苏,为送达医院进一步治疗赢得宝贵时间。

### 2. 减少出血,防止休克

严重创伤或大血管损伤出血量大。血是生命的源泉,现场救护要迅速用一切可能的方法止血,有效的止血是现场救护的基本任务。

### 3. 保护伤口

开放性损伤的伤口要妥善包扎。保护伤口能预防和减少伤口污染,减少出血,保护深部组织免受进一步损伤。

### 4. 固定骨折

现场救护要用最简便有效的方法对骨折部位进行固定,以减少骨折端对神经、血管等组织结构的损伤,同时缓解疼痛。颈椎骨折如予妥善固定,对防止搬运过程中脊髓的损伤具有重要意义。

### 5. 防止并发症及伤势恶化

现场救护过程中要注意防止脊髓损伤、止血带过紧造成肢体缺血坏死、胸外按压用力过猛造成肋骨骨折以及骨折固定不当造成血管神经损伤及皮肤损伤等并发症。

### 6. 快速转运

现场经必要的止血、包扎、固定后,用最短的时间将伤病员安全地转运到就近医院。

## (四) 应急救护原则

### 1. 安全原则

救护人员在观察、评估的基础上,要努力确保自身与伤病员的安全。如果环境不安全,要先抢后救。如果遇有火险、毒气等情况,应先让伤病员脱离险情,再实施急救。但在一般情况下,不要轻易搬动伤病员。

### 2. 急救与呼救并重

呼救求援要及时,尤其是遇到成批伤病员时,要充分利用可支配的人力、物力协助救护。急救与呼救几乎同时进行。

### 3. 先救命,后治伤

在现场救治过程中,以救命为优先,果断实施救护措施。即在大量伤病员出现时,有的伤病员有危及生命的体征,如呼吸或心跳停止、大出血、开放性气胸等,要先实施抢救。此外,要注意尽量救护所有可能救活的伤病员,不能只注意抢救最重的但几乎没有救活希望的伤病员,而使更多的本可以救活的伤病员失去及时救护的时机。

### 4. 先近后远,先急救后转运

伤情相当的伤病员,则先救护较近的,再救护较远的,不要舍近求远而耽误了抢救时间。需要转运的伤病员,要先救后送。在送的途中,不要停止抢救措施,继续观察病情变化,快速平安到达目的地。

### 5.救命治伤与心理救助结合

由于突发疾病或意外伤害,伤病员往往没有足够的心理准备,可能出现紧张、恐惧、焦虑、抑郁等各种心理反应。此时,急救人员应保持镇静,可以使伤病员产生一种心理慰藉和信任,同时进行心理疏导,尽量减轻伤病员的身心痛苦。

总之,应争取在最佳时机、最佳地点、尽最大努力去救治尽可能多的伤病员。

最佳时机——即在创伤发生后的第一时间,由现场救护人员及时采取相应的急救措施救护伤病员,而不只是等待专业急救人员赶到现场进行救治。

最佳地点——指在安全并便于抢救的地点救护伤病员,不要在危险的环境下盲目救治伤病员,应在确保救护人员和伤病员都处于相对安全的环境下及时施救。这就需要救护人员对现场的环境是否安全做出正确的判断,观察可能存在的危险因素,并采取相应措施。

尽最大努力——即尽可能利用现场一切可以利用的物品,因地制宜,就地取材,并与现场其他救护人员协作,共同救治伤病员。

救治尽可能多的伤病员——指在充分发挥现场人力物力的情况下,科学有序地救治伤病员,提高救治效率。尤其是在现场救护人力物力不足的情况下,更应有序地抢救,避免无序分散的抢救,才能达到救治尽可能多伤病员的目的。

### (五)出血类型

血液自血管中流出的现象,称为出血。正常情况下,成人血液总量占体重的 7% ~ 8%,每公斤体重的人体内有 70~80mL 的血液。当创伤导致失血量达总血量的 20%(成人约失血 800mL)及以上时,伤病员就可表现出休克症状,如有面色苍白、口渴、冷汗、手足湿冷、软弱无力、呼吸急促、心慌气短等,如失血量达到总血量的 40%(成人约失血 1600mL)及以上,体内各组织器官就会发生供血不足和缺氧,如不能及时补充血容量,这些组织器官就会发生不可逆转的损害,进而导致伤病员死亡。按不同的分类方法,出血可分为不同类型。

#### 1.按受伤血管的类型分类

(1)动脉出血:由于动脉管壁含有大量的弹力纤维,动脉压力大,血液含氧量丰富,所以动脉出血的特征为血液鲜红,速度快,呈喷射状流出。大动脉的出血须立即采取有效止血措施,否则可导致出血性休克,甚至引起死亡。

(2)静脉出血:血液以较缓慢的速度从血管中呈均匀不断地泉涌状流出,颜色为暗红或紫红。危险性相对较小,但这不是绝对的,例如颈部大静脉破裂时由于负压吸引,很容易造成空气栓塞而致生命危险。

(3)毛细血管出血:表现为血液从整个创面渗出,其色泽介于动、静脉血液之间,多呈渗出性点状出血。一般可自行止血或稍加压迫即可止血。

#### 2.按出血后血液流至的部位分类

(1)外出血:当组织受损后,血液由创伤或天然孔流到体外时,称外出血。

(2)内出血:血管受损出血后,血液积聚在组织内或腔体中,如胸腔、腹腔、关节腔等处,称内出血。

## 二 基本技能

### (一)现场伤病员的初步检查及现场验伤分类

#### 1.现场伤病员的初步检查

在救护现场环境安全的条件下,应迅速、有序地对伤病员进行初步检查、评估伤情和采取相应的救助措施。

1)检查反应及呼吸

如怀疑伤病员意识不清,检查方法与心肺复苏术中判断意识方法相同,轻拍伤病员的双肩,同时在其耳边大声呼唤,观察有无反应;如是婴儿,用手掌拍其足底。

对没有反应的伤病员,要保持气道通畅,采用仰头举颏法打开气道。同时判断伤病员有无呼吸,检查时间大约为10s。如发现伤病员没有呼吸(或叹息样呼吸),应立即呼救并立即施行心肺复苏。

如伤病员有呼吸,应继续检查伤病情况,注意伤病员有无外伤及出血,采取相应救护措施,并将伤病员安置于适当体位。

2)检查清醒程度

在抢救过程中,要随时检查伤病员的清醒程度,判断伤病情是否发生变化。

(1)完全清醒:伤病员眼睛能睁开,能正确回答救护人员的问题。

(2)对声音有反应:伤病员对救护人员的大声问话有反应,能按指令动作。

(3)对疼痛有反应:伤病员对救护人员的问话没有反应,但对疼痛刺激有反应。

(4)完全无反应:伤病员对任何刺激都没有反应。

3)充分暴露检查伤情

在伤病员情况较平稳、现场环境许可的情况下,应充分暴露受伤部位,以便进一步检查和处理。一般按照伤口→头部→脊柱→胸部→腹部→骨盆→四肢的顺序迅速检查有无严重损伤。应先处理致命性损伤,再处理其他损伤,以免延误致命性损伤的早期抢救。

#### 2.现场验伤分类

在重大事故现场,救护人员往往是有限的,因此有必要将伤病员按照简明验伤分类法进行验伤分类,尽快把重伤病员从一批伤亡人群中筛查出来,争取宝贵的时机在第一时间展开抢救,从而避免重伤病员因得不到及时救治而死于现场,这就是现场伤病员分类的意义。

急救检伤分类中广为接受的是简明验伤分类法(Simple Triage and Rapid Treatment,START)即简单分类,快速治疗。

简明验伤分类法将伤病员分为4类。

第一优先——红色伤病员:伤情危重,有生命危险,如果得到及时救治有生存的可能。

需要马上救治,这些伤病员不是以具体的受伤部位和伤情来决定的,而是呼吸循环不稳定或意识不清的那些伤病员。这些伤病员需要优先给予照顾,如果及时治疗就有生存机会。

第二优先——黄色伤病员:伤情严重但相对稳定,允许在一定时间内救治。

呼吸循环稳定、神志清楚，有重大创伤，但仍然可以短暂等候而不会危及生命或导致身体残疾。

第三优先——绿色伤病员：轻伤，可以走动，不需要紧急救治。

可以自主行动、没有严重创伤的人，这些人甚至可以作为帮助救援人员进行急救的人力资源。

最不优先——黑色伤病员：因伤势过重，在现场已经死亡或即将死亡的伤病员。

心脏没有跳动且没有呼吸，确认死亡的，这些伤病员在资源匮乏的时候需要放弃，否则占用救护资源会造成红色伤病员大批死亡，只有救护资源十分充足时才对此类伤病员进行抢救。

当伤病员被分类后，会根据分类的优先顺序被集中送到伤病员集中区，标记不同颜色的伤病员各自集中。此区域应设在邻近现场的位置，让伤病员可以迅速得到救治，但也要足够远离灾害现场，以确保安全。验伤分类应由医务人员或经过有关培训的救护人员进行。还需要在不同时段反复检查和记录，并比较前后检查结果的动态变化，对伤情进行"再评估"。已经接受了初期急救处理的伤病员仍应进行复检。复检后需对伤病员重新分类，并采取相应的更为恰当的处理方法。

注意验伤中应选择适宜的检查方式，尽量减少翻动伤病员，避免造成"二次损伤"。

### (二) 创伤止血

在各种突发创伤中，常有外伤大出血的紧张场面。出血是创伤的突出表现，止血是创伤现场救护的基本任务。有效止血能减少出血，保存有效血容量，防止休克的发生。因此，现场及时有效地止血，是挽救生命、降低死亡率，为伤病员赢得进一步治疗时间的重要技术。常用的现场止血技术有以下几种：

#### 1. 直接压迫止血法

直接压迫止血是最常用的止血方法之一，可用于大部分外出血的止血。先检查伤口有无异物，如伤口无异物，可将无菌敷料直接覆盖在伤口上（图3-1）。如敷料已被血液浸湿，可在上面再加敷料继续压迫（图3-2），切勿更换原有敷料。

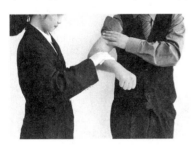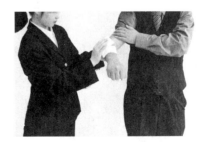

图3-1 直接压迫　　　　　　　图3-2 叠加敷料

#### 2. 加压包扎止血法

如出血量较大可用加压包扎止血，用无菌敷料或其他洁净的毛巾、手绢、三角巾等覆盖伤口，然后用三角巾或绷带加压包扎（图3-3、图3-4），压力以能止住出血而又不影响伤肢的血液循环为度（图3-5）。这种方法用于小动脉以及静脉或毛细血管的出血。但伤口内有碎骨片时，禁用此法，以免加重损伤。

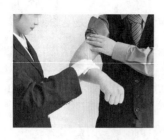
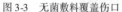

图 3-3　无菌敷料覆盖伤口

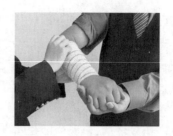

图 3-4　绷带加压包扎

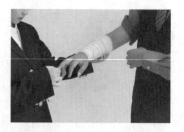

图 3-5　检查末梢血液循环情况

### 3.止血带止血法

止血带止血法需慎用,当遇到四肢大动脉出血,或伤口大、出血量多时,采用以上止血方法仍不能止血时,方可选用止血带止血的方法。它能有效地制止四肢出血,但使用不当可能引起或加重肢端坏死、急性肾功能不全等并发症,因此主要用于暂不能用其他方法控制的出血。常用的止血带有表带式止血带、布制止血带等。使用止血带的救护人员应接受过专门的急救训练。

1)布制止血带止血法

(1)将三角巾或衣服等布料折叠成带状(宽度约10cm)。

(2)在上臂上1/3处或大腿中上部垫好衬垫(如绷带、毛巾、平整的衣物等),如图3-7所示。

(3)用折叠好的布料带在衬垫上加压绕肢体一周,两端向前拉紧,打一个活结,如图3-8、图3-9所示。

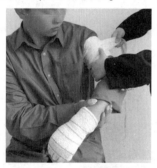

图 3-7　垫好衬垫

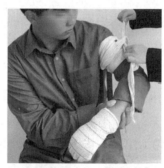

图 3-8　绕肢体一周

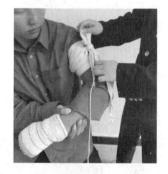

图 3-9　打结

(4)取绞棒插在布料带的外圈内,将绞棒绞紧,应以伤口出血停止为度,再把绞棒的一端插入活结内固定,如图3-10、图3-11所示。

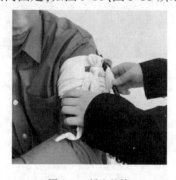

图 3-10　插入绞棒

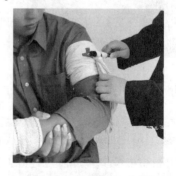

图 3-11　绞棒绞紧,插入活结

(5)记录上止血带的时间,如图3-12所示,并立即送往医院。

2）表带式止血带止血法

将止血带放置于正确位置，将卡扣扣紧，松紧适宜即可（图 3-13～图 3-15）。

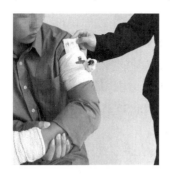

图 3-12　记录时间

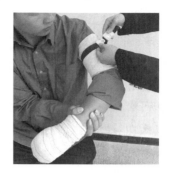

图 3-13　位置正确

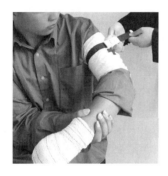

图 3-14　扣紧卡扣

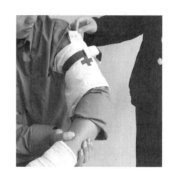

图 3-15　标注时间

3）止血带使用注意事项

（1）使用止血带时注意止血带的使用部位以及止血带的正确使用方法，以免因为止血带使用不当导致止血失败甚至引发其他病症。上肢应扎在上臂上 1/3 处，下肢应扎在大腿中上部，对于损毁的肢体，也可把止血带扎在靠近伤口的部位。

（2）止血带捆扎的松紧要适宜，太松很难达到止血效果，而太紧则容易引起肢体损伤或缺血坏死，一般以伤口停止出血为准。

（3）止血带不要直接缠绕在皮肤上面，事先要垫上衬垫，以免皮肤损伤。

（4）使用止血带止血的过程中要注意观察伤病员的体温、脉搏，另外密切关注伤处的出血情况以及附近皮肤是否发生变化，及时报告异常情况。

（5）使用止血带止血的时间不宜过长，应立即送伤员去医院救治。

（6）解除止血带，应由医务人员在输液、输血及采取其他有效止血措施后进行。

（7）禁止用细铁丝、电线、绳索等当作止血带。

（三）现场包扎

1.包扎的目的

快速、准确地将伤口用创可贴、尼龙网套、纱布、绷带、三角巾或其他现场可以利用的布料等包扎，是创伤救护的重要一环。它可以起到以下目的：

（1）保护伤口，防止进一步污染，减少感染机会。

（2）减少出血，预防休克。

（3）保护内脏、血管、神经、肌腱等重要解剖结构。

（4）减轻疼痛。

（5）利于伤病员转运和进一步治疗。

**2.包扎要求及注意事项**

包扎时,要做到快、准、轻、牢。快,即动作敏捷迅速;准,即部位准确、严密,不遗漏伤口;轻,即动作轻柔,不要碰撞伤口,以免增加伤患者的疼痛和出血;牢,即包扎牢靠,不可过紧,以免影响血液循环和压迫神经,也不能过松,以免纱布脱落。包扎时要注意:

（1）脱去或剪开衣服,暴露伤口,检查伤情,防止污染伤口。

（2）不用水冲洗伤口(烧烫伤、化学伤除外)。

（3）不要对嵌有异物或骨折断端外露的伤口直接包扎。

（4）不要在伤口上用消毒剂。

（5）做好职业防护,戴好医用手套,如现场无手套,可用敷料、干净布片、塑料袋为隔离层。如必须用裸露的手进行伤口处理,在处理完成后,用肥皂清洗手。

**3.包扎方法**

1）绷带包扎法

（1）环行包扎法。此法是绷带包扎中最常用的方法,用于绷带包扎的起始和结束,也适用于肢体粗细较均匀处伤口的包扎。操作步骤如下:

①伤口用无菌或干净的敷料覆盖,固定敷料。

②将绷带打开,第一圈环绕稍作斜状,大致倾斜45°,并将第一圈斜出一角压入环形圈内环绕第二圈,如图3-16所示。

③加压绕肢体缠绕4～5圈,每圈盖住前一圈,绷带缠绕范围要超出辅料边缘,如图3-17所示。

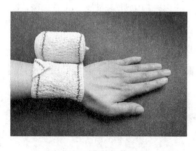
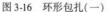
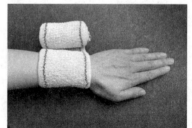
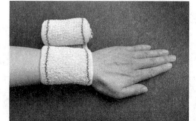

绷带环形包扎法

图3-16　环形包扎(一)　　　　图3-17　环形包扎(二)

④最后将绷带多余的剪掉,用胶布粘贴固定,也可将绷带尾端从中央纵行剪成两个布条,然后打结。

（2）螺旋包扎法。此法适用于四肢部位的包扎,对于前臂及小腿,由于肢体上下粗细不等,采用螺旋反折包扎效果会更好。操作步骤如下:

①伤口用无菌或干净的敷料覆盖,固定敷料。

②先按环形法缠绕两圈。

绷带螺旋包扎法

③从第三圈开始新缠绕的每一圈盖住上一圈1/3或1/2,呈螺旋形。

④最后以环形包扎结束。

注意:包扎时应用力均匀,由内而外扎牢。包扎完成时应将盖在伤口上的敷料完全遮盖,如图3-18所示。

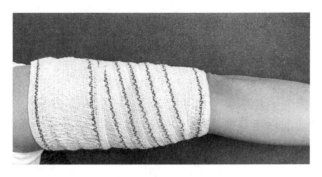

图 3-18　螺旋包扎

（3）螺旋反折包扎法。此法适用于肢体粗细不等处。操作步骤如下：

①伤口用无菌或干净的敷料覆盖,固定敷料。

②先按环形法缠绕两圈。

③然后将每圈绷带反折,盖住上一圈 1/3 或 2/3。依次由下而上地缠绕。

④折返时按住绷带上面正中央,用另一只手将绷带向下折返,再向后绕并拉紧,绷带折返处应避开伤病员伤口。

⑤最后以环形包扎结束(图 3-19)。

（4）"8"字包扎法。此法常用于手掌伤口的包扎,也同样适用于肩、肘、膝关节、踝关节的包扎。

手部的操作步骤：

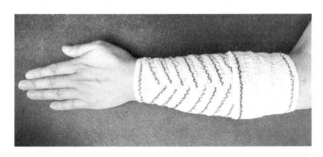

图 3-19　螺旋反折包扎

绷带螺旋反折包扎法

①伤口用无菌或干净的敷料覆盖,固定敷料。

②包扎时从腕部开始,先环行缠绕两圈。

③经手和腕"8"字形缠绕。

④最后将绷带尾端在腕部固定,如图 3-20 所示。

直径不一的部位或屈曲的关节(如肘、肩、髋、膝等)的操作步骤：

①伤口用无菌或干净的敷料覆盖,固定敷料。

②屈曲关节后,先做环形包扎。

③右手将绷带从右下越过关节向左上包扎,绕过后面,再从右上(近心端)越过关节向左下绷扎,使呈"8"字形,每周覆盖上一周 1/3 ~ 1/2。

④最后环形包扎两周。

（5）回返包扎法。此法适用于头部或断肢伤口包扎。操作步骤如下：

①伤口用无菌或干净的敷料覆盖,固定敷料。

②环形包扎两周。

绷带手部"8"字包扎法

③右手将绷带向上反折与环形包扎垂直,先覆盖残端中央,再交替覆盖左右两边,随后左手固定住反折部分,每周覆盖上一周1/3～1/2。

④再将绷带反折环形包扎2周固定,如图3-21所示。

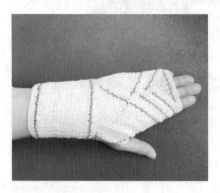

图3-20 "8"字包扎

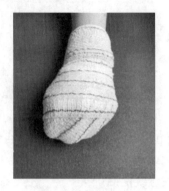

图3-21 回返包扎

绷带肘关节
"8"字包扎法

绷带手部回返
包扎法

(6)绷带包扎注意事项。做每项操作时,都要确认现场环境是否安全,做好个人防护。只有现场环境安全了才可以进行救护;打好绷带后,要观察身体远端有没有变紫、变凉,有没有浮肿等情况。打结时,不要打在伤口上方;在没有绷带而必须包扎的情况下,可用毛巾、手帕、床单(撕成窄条)、长筒尼龙袜等代替绷带包扎。

2)三角巾包扎法

(1)头顶帽式包扎法:将三角巾底边向外上翻折两指宽,盖住头部(图3-22),绕过眉上、耳上,把两底角在枕后交叉(图3-23),在前额正前方或侧方打结(图3-24~图3-28),适用于头部外伤的伤病员。

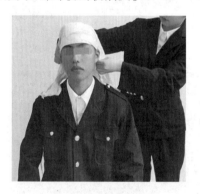

图3-22 盖住头部

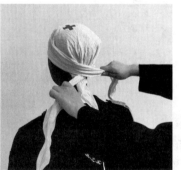

图3-23 枕后交叉

三角巾头顶帽
式包扎法

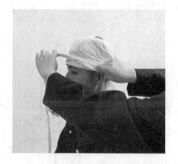

图3-24 打结

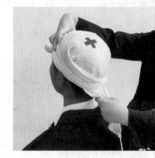

图3-25 拉紧(后面)

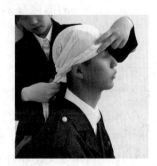

图3-26 拉紧(侧面)

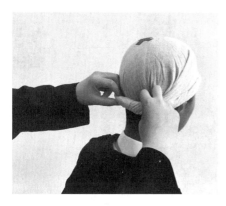

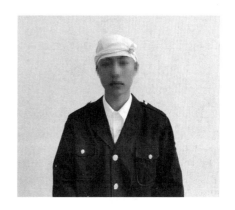

图 3-27　折叠　　　　　　　　　　　图 3-28　头顶帽式包扎

（2）单眼包扎法：将三角巾折成三指宽的带形，将上 1/3 处盖住伤眼，下 2/3 从耳下端绕向脑后至健侧，在健侧跟上方前额处反折后，转向伤侧耳上打结固定，如图 3-29、图 3-30 所示。

（3）双眼包扎法：将三角巾折成三指宽带形，先将带子上 1/3 部压住一眼，下端从耳后到枕部，经对侧耳上至前额，压住上端，反折上端斜向下压住另一眼，再绕至耳后、枕部，至对侧耳上打结，如图 3-31 所示。

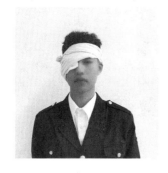
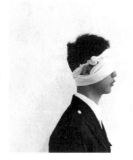
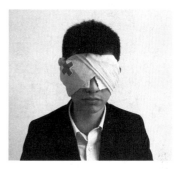

图 3-29　单眼包扎（正面）　　　图 3-30　单眼包扎（侧面）　　　图 3-31　双眼包扎

（4）单肩包扎法：将三角巾折成燕尾式放在伤侧，向后的角稍大于向前的角，两底角在伤侧腋下打结，两燕尾角于颈部交叉，至健侧腋下打结，如图 3-32 ~ 图 3-34 所示，适用于单侧肩部有外伤的伤病员。

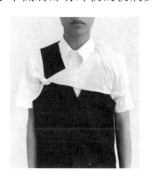
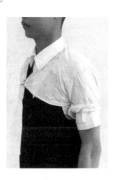
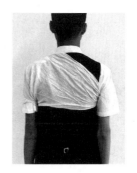

三角巾单肩包扎法

图 3-32　单肩包扎（正面）　　　图 3-33　单肩包扎（侧面）　　　图 3-34　单肩包扎（背面）

（5）双肩包扎法：将三角巾折成燕尾式，两燕尾角相等，披在双肩上，燕尾夹角对准颈后正中部；两燕尾角过肩，由前向后包肩于腋前或腋后，与燕尾底边打结，如图 3-35、图 3-36 所示，适用于双肩有外伤的伤病员。

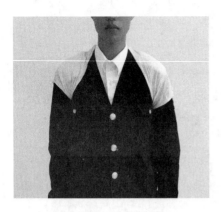
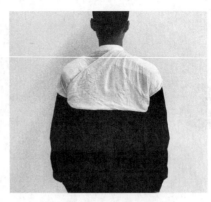

三角巾双肩包扎法

图 3-35　双肩包扎(正面)　　　　图 3-36　双肩包扎(背面)

(6)单胸包扎法:将三角巾底边横放在胸部,顶角超过伤肩,并垂向背部。两底角在背后打结,再将顶角带子与之相接,如图 3-37、图 3-38 所示。

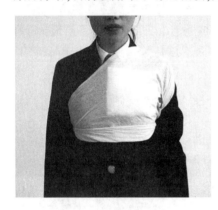
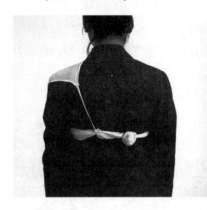

三角巾单胸包扎法

图 3-37　单胸包扎(正面)　　　　图 3-38　单胸包扎(背面)

(7)双胸包扎法:将三角巾打成燕尾状,平放于胸部。燕尾顶角系带围绕胸部在背部侧后方打结,两燕尾翻向上方,两燕尾在背后 V 形打结固定,如图 3-39、图 3-40 所示。

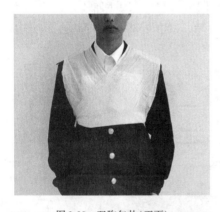
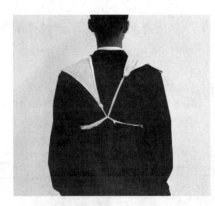

三角巾双胸包扎法

图 3-39　双胸包扎(正面)　　　　图 3-40　双胸包扎(背面)

(8)单侧腹(臀)部包扎法:将三角巾折成燕尾式,前面一尾比另一尾稍大,然后燕尾朝下,把三角巾贴在腹部;将底边折叠的一角与顶角在腰部打结;再将大燕尾从两腿中间向后拉紧,绕过大腿,与小燕尾在大腿后侧打结,如图 3-41、图 3-42 所示。单侧臀部包扎法与单侧腹部包扎法相同,如图 3-43、图 3-44 所示。

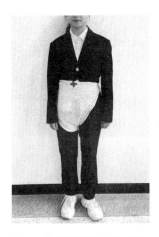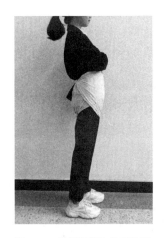

三角巾单侧腹
部包扎法

图 3-41 单侧腹部包扎(正面)　　图 3-42 单侧腹部包扎(侧面)

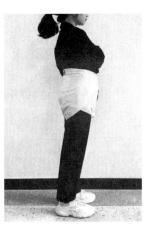

图 3-43 单侧臀部包扎(背面)　　图 3-44 单侧臀部包扎(侧面)

(9)腹部包扎法:三角巾底边向上,顶角向下横放在腹部,顶角对准两腿之间,两底角围绕腹部至腰后打结;顶角由两腿间拉向后面与两底角连接处打结,如图 3-45所示。

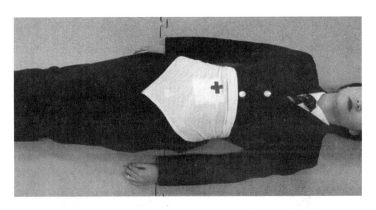

图 3-45 腹部包扎

(10)手(足)部包扎:包扎时一定要将指(趾)分开(图 3-46);将三角巾展开,手(足)放在中间,中指(趾)对准顶角,把顶角上翻盖住手(足)背(图 3-47),然后两角在手背交叉,围绕腕关节打结(图 3-48、图 3-49),适用于手或足有外伤的伤病员。

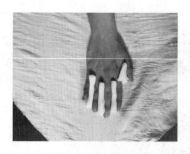
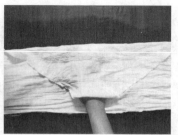

三角巾手部包扎法

图 3-46 手指分开　　　　　图 3-47 顶角上翻盖住手背

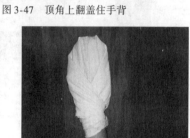
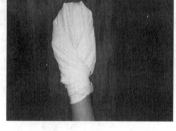

图 3-48 两角翻折　　　　　图 3-49 围绕腕关节打结

（11）膝（肘）关节包扎法：根据伤情将三角巾折叠成适当宽度的长条，将中点部分斜放于关节上，在关节窝处交叉后，两端分别向上、下缠绕关节上下各一周，在侧面打结，如图 3-50、图 3-51 所示，适用于膝、肘关节的包扎，比绷带包扎更省时，包扎面积大且牢固。

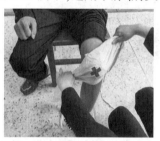
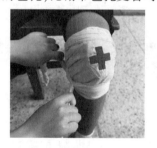

三角巾膝关节包扎法

图 3-50 中点部分斜放于关节上　　　　图 3-51 打结

（12）前臂悬臂带。

①前臂大悬臂带：将三角巾平展于胸前，顶角与伤肢肘关节平行，屈曲伤肢，提起三角巾下端；两端在颈后打结，顶尖向胸前外折，用别针固定，如图 3-52 所示，适用于前臂外伤或骨折。

②前臂小悬臂带：将三角巾叠成带状，中央放在伤侧前臂的下 1/3，两端在颈后打结，将前臂悬吊于胸前，如图 3-53 所示，适用于锁骨、肱骨骨折、肩关节损伤和上臂伤。

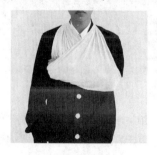
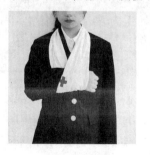

图 3-52 前臂大悬臂带　　　　　图 3-53 前臂小悬臂带

(四)现场骨折固定

骨折是人们在生产、生活中常见的损伤。为了避免骨折的断端对血管、神经、肌肉及皮肤等组织的损伤,减轻伤病员的痛苦,以及便于搬动与转运伤病员,凡发生骨折或怀疑有骨折的伤病员,均必须在现场立即采取骨折临时固定措施。

### 1.骨折类型

1)根据骨折处皮肤、黏膜的完整性分类

(1)闭合性骨折:骨折处皮肤或黏膜完整,骨折端不与外界相通。

(2)开放性骨折:骨折处皮肤或黏膜破裂,骨折端与外界相通。

2)根据骨折的程度分类

(1)不完全骨折:骨的完整性和连续性部分中断,如裂缝骨折、青枝骨折。

(2)完全骨折:骨的完整性和连续性全部中断,如横形骨折、斜形骨折、螺旋形骨折、粉碎性骨折、嵌插骨折、压缩性骨折等。

### 2.骨折的判断

(1)剧烈的疼痛并有明显压痛、肿胀。

(2)畸形:骨折部位形态改变,如成角、旋转、肢体缩短等。

(3)骨摩擦音及骨摩擦感:骨折断端相互碰触时出现的声音和感觉。严禁有意去做此项检查。

(4)功能障碍:骨的支撑、运动、保护等功能受到影响或完全丧失。

如怀疑骨折,还要注意有无继发血管、神经的损伤。

### 3.骨折固定操作要点

(1)置伤病人于适当位置,就地施救;特别是下肢或脊柱骨折,应就地固定,尽量不要移动伤病员。

(2)先检查意识、呼吸、循环,如为开放性骨折,必须先止血、再包扎、最后进行骨折固定,此顺序绝不可颠倒。

(3)夹板等固定材料不能与皮肤直接接触,夹板与皮肤、关节、骨突出部位加衬垫,固定时操作要轻。

(4)夹板长度:夹板必须扶托整个伤肢,骨折上下两端的关节均必须固定住。

(5)先固定骨折的上端,再固定下端,绑带不要系在骨折处。

(6)前臂、小腿部位的骨折,如能在损伤部位的两侧放置夹板固定更好,以防止肢体旋转及避免骨折断端相互接触,如果没有条件,也可使用单夹板固定。

(7)固定后,在可能情况下,上肢为屈肘位,下肢呈伸直位。

(8)固定四肢骨折时应露出指(趾)端,以便随时观察血液循环情况,如有苍白、发绀、发冷、麻木等表现,应立即松开重新固定,以免造成肢体缺血、坏死。

### 4.现场骨折固定

(1)上臂骨折固定:将夹板放在骨折上臂的外侧,用三角巾固定(图3-54);再固定肩肘关节,用一条三角巾折叠条状悬吊前臂于胸前(图3-55),另一条三角巾围绕患肢于健侧腋下打结(图3-56)。

(2)前臂骨折固定:将夹板置于前臂下方,然后固定肘、腕关节,用三角巾将前臂屈曲悬吊于胸前,如图3-57、图3-58所示。

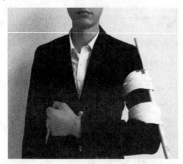 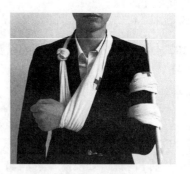

图3-54　固定骨折上下端　　　　　　图3-55　悬吊

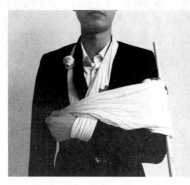

图3-56　固定患肢

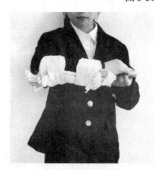 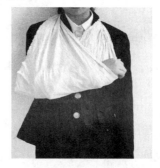

图3-57　固定骨折上下端　　　　　　图3-58　悬吊

（3）小腿骨折固定:用长度由脚跟至大腿中部的两块夹板,分别置于小腿内外侧,再用三角巾或绷带固定,亦可用三角巾将患肢固定于健肢,如图3-59、图3-60所示。

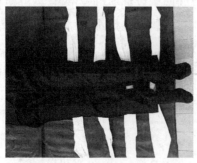 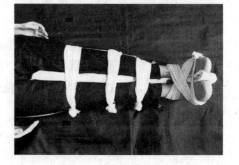

图3-59　三角巾摆放　　　　　　图3-60　小腿骨折健肢固定

（4）大腿骨折固定:用长度分别为由脚跟至腋窝及由脚跟到大腿根部的两块夹板,分别置于大腿内外侧,再用三角巾或绷带固定,亦可用三角巾将患肢固定于健肢,如图 3-61、图 3-62 所示。

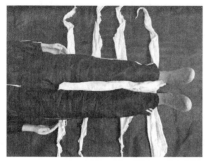
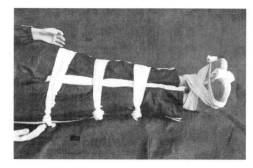

图 3-61 三角巾摆放　　　　　　　　图 3-62 大腿骨折健肢固定

(5)闭合性肋骨骨折固定:在伤病员呼气末,用三条宽 10cm 左右的宽带,自下而上呈瓦叠状进行固定,于健侧腋下或腋后线打结,如图 3-63 所示。

### (五) 伤病员搬运

搬运的目的是使伤病员迅速脱离危险现场,防止再次受伤,立即送往急救站或指定医院,以便及时进一步治疗。但搬运可能使伤病员进一步受到伤害或加重损伤,因此搬运时应注意采取哪种方法,使用什么运送工具,是否对骨折固定等。主要搬运方法如下。

#### 1. 徒手搬运

徒手搬运是指在搬运伤病员的过程中仅凭人力而不使用任何器具的一种搬运方法。该方法适用于伤病较轻,转运路程较近的伤病员,或通道狭窄等导致担架或其他简易搬运工具无法通过的地方,但骨折伤病员不宜采用。主要有以下几种方法:

1)单人搬运

(1)扶行:伤病员将手臂搭在救助者肩上,救助者用一只手拉住伤病员的手腕,另一只手扶伤病员的腰部,然后与伤病员一起缓慢移步,如图 3-64 所示,适用于病情较轻、能够站立行走的伤病员。

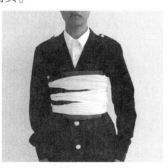
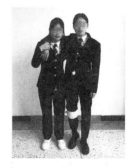

图 3-63 肋骨骨折固定　　　　　　　图 3-64 扶行

(2)背负:救助者背对伤病员蹲下,然后将伤病员上肢拉向自己胸前,用双臂托住伤病员的大腿;救助者站直后上身略向前倾斜行走,如图 3-65、图 3-66 所示,适用于搬运老幼、清醒、且体重轻、不能自行行走,但双侧上肢没有受伤或仅有轻伤的伤病员。注意:呼吸困难的伤病员,如哮喘以及胸部创伤的伤病员不宜用此法。

(3)抱持:将伤病员的双臂搭在自己肩上,然后一只手抱住伤病员的背部,另一只手托起腿部;如有脊柱或大腿骨折禁用此法,如图3-67所示,适用于年幼体轻、伤病较轻的伤病员。

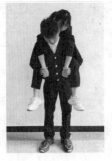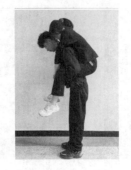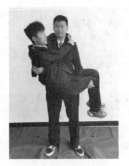

图3-65　背负(正面)　　图3-66　背负(侧面)　　图3-67　抱持

(4)拖行:适用于现场环境危险的情况下,伤病者无法站立,不能行走,或伤病员太重,无法用背负法、抱持法。

①腋下拖行:先让伤病员平躺于地,施救者蹲在伤病员头部后侧,双手绕过后肩抓住腋窝,用上臂的力量拖、拉移动伤病员,如图3-68所示。

②衣服拖行:借助伤病员衣服进行拖、拉移动伤病员,如图3-69所示。

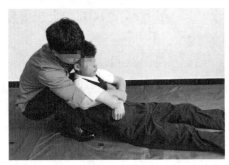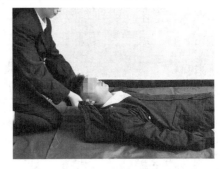

图3-68　腋下拖行　　　　　　　　　图3-69　衣服拖行

③毛毯拖行:用毛毯裹住伤病员进行拖、拉移动,如图3-70所示。

(5)爬行:适用于狭窄空间或浓烟的环境下,搬运两侧上肢没有受伤或仅为轻伤的清醒或昏迷伤病员,如图3-71所示。

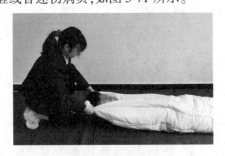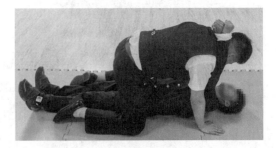

图3-70　毛毯拖行　　　　　　　　图3-71　爬行

2)双人搬运

(1)椅托式:由两名救助者对立于伤病员两侧,然后两人弯腰,各以一只手伸入伤病员大腿后下方呈十字交叉紧握,另一只手彼此交叉支持伤病员背部,如图3-72～图3-74所示,适用于意识清醒并能配合救助者的伤病员。此法的要点是两人的手必须握紧,移动步子时必须协调一致,且伤病员的双臂必须分别搭在两名救护人员的肩上。

(2)轿式:救护人员右手紧握自己的左手手腕,左手紧握另一名救护人员的右手手腕,以形成口字形,如图 3-75～图 3-77 所示,适用于意识清醒并能配合救护人员的伤病员。此法同样要求两人的手必须握紧,移动步子时必须协调一致,且伤病员的双臂必须分别搭在两名救护人员的肩上。

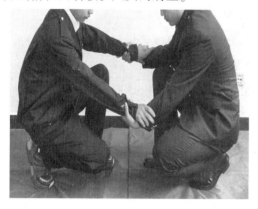

图 3-72 椅托式(一)

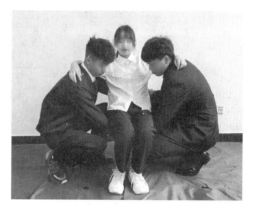

图 3-73 椅托式(二)

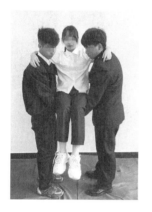

图 3-74 椅托式(三)

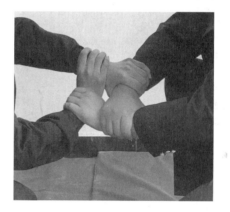

图 3-75 轿式(一)

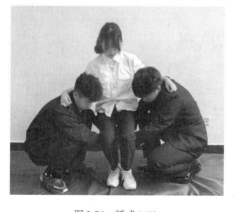

图 3-76 轿式(二)

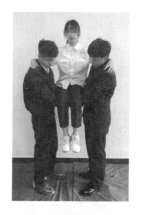

图 3-77 轿式(三)

(3)拉车式:一名救护人员站在伤病员后面,两手从伤病员腋下将其头背抱在自己怀中,另一名救护人员蹲在伤病员两腿中间,双臂夹住伤病员的两腿,然后两人步调一致,慢慢将伤病员抬起,如图 3-78 所示,适用于搬运没有骨折的伤病员。

3）三人搬运

三名救护人员站在伤病者的一侧，分别在肩、腰臀部、膝部，三名救护人员同时单膝跪地，分别抱住伤病员肩、后背、臀、膝部，然后同时站立抬起伤病员，如图3-79～图3-81所示。

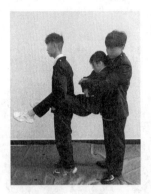

图3-78 拉车式

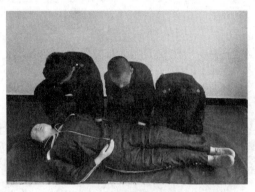

图3-79 三人搬运（一）

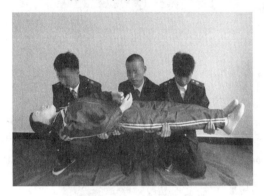

图3-80 三人搬运（二）

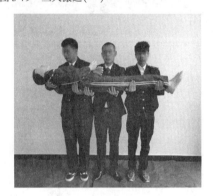

图3-81 三人搬运（三）

4）多人搬运

多人搬运指伤病员两侧各站数人，间隔平均，手掌向上，用手臂的力量，共同将伤病员抬起。

**2. 器械搬运**

器械搬运适用于病情较重、路途较远、不适合徒手搬运的伤病员。

（1）常用器械有平板担架、帆布担架、绳网担架等。

（2）就地取材，采用简易担架，如椅子、门板、毯子、衣服、绳子、梯子等。

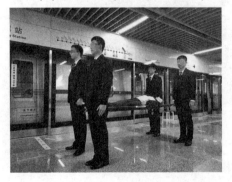

图3-82 担架搬运

（3）担架员在伤病员一侧，将伤病员抱上担架，然后将其固定于担架上。担架行进中应使伤病员脚朝前、头在后（便于后面抬担架的救护人员观察伤病员病情变化），如图3-82所示。上坡（楼）头在前，下坡（楼）头在后。冬季要保暖，夏季要防暑，经常观察伤员情况。一般伤病员采取平卧位固定于担架上，有昏迷时头部应偏于一侧；有脑脊液耳漏、鼻漏时头部抬高30°，防止脑脊液逆流和窒息。

### 3.脊柱骨折的伤病员搬运

脊柱骨折容易损伤脊髓或神经根，搬运脊柱骨折伤病员时，如果方法不当，将增加受伤脊柱的弯曲，使失去脊柱保护的脊髓受到挤压、牵拉的损伤，轻者可能造成截瘫，重者可因高位颈髓损伤导致呼吸功能丧失而立即死亡。

对疑有脊柱骨折的伤病员，均应按脊柱骨折处理，不能活动和负重，不要随意翻身、扭曲。搬运时应多人用手分别托住伤病员的头、颈、肩、臀和下肢，动作一致地将伤病员托起，平放在脊柱板上。在搬运过程中动作要轻柔、协调，防止躯干扭转。绝不可进行一人抱头、一人抱脚的"不一致"搬动。

若伤病员疑有颈椎骨折，应有专人固定头部，使其与躯干轴线一致，防止摆动和扭转，然后按脊椎伤病员平抬搬运，戴颈托，固定好颈部和头部，可用衣物等垫在头和颈部的两侧防止头、颈扭转和前屈。

注意：要用脊柱板或硬板担架搬运，绝不能用软担架抬送。

### 4.骨盆骨折伤病员搬运

取伤病员仰卧位，两髋、膝关节呈半屈曲位，腘下垫以衣物或被褥卷支撑，两下肢略外展，减轻疼痛。

### 5.注意事项

（1）在目的明确的情况下搬运伤病员，不要盲目随意搬动伤病员。

（2）根据不同的情况选择合适的搬运方法。

（3）在搬运过程中随时注意伤病员和自身的安全。

（4）搬运动作要轻巧、迅速，尽量减少振动和颠簸。

（5）搬运前应对伤病员的意识、呼吸、循环体征做出初步评估，并做好伤病员的初步急救处理，一般要先止血、包扎、固定，再搬运。

（6）搬运过程中随时注意观察伤病员伤情或病情的变化，及时处理。

## （六）开放性损伤的现场处理

### 1.开放性损伤现场处理基本操作要点

（1）在检查伤口时，要注意判断伤口的位置、大小、深浅及污染程度和异物特点，实施相关的处理。

（2）尽可能戴上医用手套，如无，用敷料、干净布片、塑料袋等作为隔离层。

（3）脱去或剪开衣服，暴露伤口，检查伤口的部位。

（4）用敷料覆盖伤口，对嵌入异物保持原位。

（5）用妥善的方法止血、包扎。

（6）如必须用裸露的手进行伤口处理，在处理完成后，用肥皂清洗手。

### 2.头部伤口

由于头皮血运丰富、出血较多，头部伤口常伴有颅骨骨折和颅脑损伤。

（1）头部伤口要尽快用无菌敷料或洁净布料压迫止血，用尼龙网套或三角巾固定敷料包扎。

（2）如有耳、鼻漏液说明有颅底骨折，这时禁止堵塞耳道和鼻孔，严禁冲洗，嘱伤病员

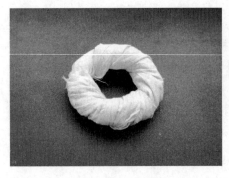

图 3-83　环形圈

不要擤鼻涕,保持口腔清洁,以防颅内感染及颅内压力增高;应伤侧朝下,充分引流;现场如有条件,可用无菌敷料擦净耳、鼻周围的血迹及污染物,用酒精消毒;如无上述物品,可用清洁的毛巾、纸巾等将耳朵、鼻孔周围擦拭干净。

(3)若脑组织有膨出,可用无菌纱布盖在伤口上,并用三角巾做成环形圈(图 3-83)放在脑组织周围后再用纱布或三角巾包扎。注意:切不可将脑组织还纳或使脑组织受压迫。

### 3. 离断伤

1)手指离断伤

(1)迅速用干净敷料覆盖伤口。

(2)然后用回返式绷带加压包扎手指残端,不要用绳索、细布条捆扎手指,以免加重手指损伤或造成手指缺血坏死。

(3)离断的手指要用洁净物品,如手帕、毛巾等包好,外套塑料袋或装入小瓶中,密封袋口或瓶口,保持干燥。

(4)将装有离断手指的塑料袋或小瓶放入装有冰块的容器中,无冰块可用冰棍代替。

(5)不要将离断手指直接放入水中或冰中,不能使用酒精消毒,以免影响手指再植成活率。

2)肢体离断伤

严重创伤,如车祸、机器碾轧伤等可造成肢体离断,伤病员伤势重。

(1)现场首先止血,用大量纱布压在肢体残端,用回返式包扎法加压包扎;如果加压包扎达不到止血目的,可以上止血带(部分肢体离断伤组织碾锉较重,血管很快回缩,并形成血栓,出血并非喷射性,这时,仅行残端包扎即可,如果出血多,呈喷射状,加压包扎达不到止血目的后再上止血带)。

(2)有条件的情况下,可用宽胶布从肢端开始向上拉紧粘贴,以加强加压止血和防止敷料脱落。

(3)离断的肢体要用干净的布料包好,外面套一层塑料袋,再放在另一个装满冰块或冰棍的塑料袋中保存。

(4)如果离断的肢体尚有部分组织相连,则直接包扎,并按骨折固定法进行固定。

(5)如有大的骨块脱出,应同时包好,一同送往医院,不能丢弃。

### 4. 开放性气胸

严重创伤或刀扎伤等可造成胸部开放伤,伤口与胸膜腔相通。伤病员感觉呼吸困难,伤口伴随呼吸可有气流声发出。

(1)伤病员应取坐位或半卧位并向伤侧倾斜。

(2)立即用非密闭性清洁敷料覆盖伤口。

(3)用三角巾折成宽带绕胸固定敷料于健侧打结,或用 4 条四指宽带绕胸固定敷料于健侧分别打结。

(4)用三角巾进行侧胸或全胸包扎。

（5）保持伤病员呼吸道通畅。

## 5. 腹部内脏脱出

发现腹部有内脏脱出，不要将脱出物送回腹腔，以免引起腹腔感染。

（1）立即用大块干净湿敷料覆盖伤口。

（2）用三角巾做环形圈（同图 3-83），圈的大小以能将腹内脱出物环套为宜，将环形圈环套脱出物。

（3）然后用干净的碗或盆等将环行圈一并扣住。

（4）三角巾腹部包扎。

（5）伤病员平卧，双腿屈曲，禁饮禁食，脊柱板搬运。

## 6. 有异物伤口

伤口表浅异物可以直接祛除，然后包扎伤口。

如异物为尖刀、钢筋、木棍、尖石块、尖锐玻璃块，并扎入伤口深部，不要轻易祛除，否则引起大出血及神经损伤。这时应维持异物原位不动，待转入医院后处理，具体操作如下：

（1）清洁敷料上剪洞，套过异物，置于伤口上，如图 3-84 所示。

（2）然后用敷料卷圈放在异物两侧，将异物固定。

（3）用绷带或者三角巾绕过异物包扎，如图 3-85 所示。

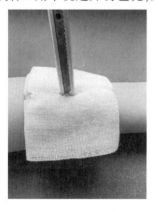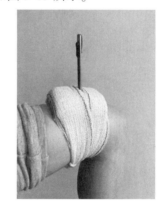

图 3-84 敷料上剪洞套过异物　　　图 3-85 绕过异物包扎

## 7. 伴有大血管损伤的伤口

严重创伤、刀砍伤等造成大血管断裂，出血多，易造成出血性休克。伤口远端脉搏搏动消失，肢体远端苍白、发凉，伤口内可见血管断端喷血，肌肉断裂外露。

（1）手指压迫止血。

（2）迅速用无菌纱布压迫伤口止血，如伤口深而大，用纱布填塞压实止血。

（3）用绷带加压包扎。

（4）四肢大出血，必要时上止血带。

注意事项：

（1）现场不要对伤口进行清创。

（2）在伤口的表面不要涂抹任何药物。

（3）密切观察伤病员的意识、呼吸、循环体征。

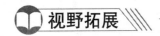
## 安全标志

安全标志是用以表达特定安全信息的标志,由图形符号、安全色、几何形状(边框)或文字构成。安全标志是向工作人员警示工作场所或周围环境的危险状况,指导人们采取合理行为的标志。安全标志能够提醒工作人员预防危险,从而避免事故发生;当危险发生时,能够指示人们尽快逃离,或者指示人们采取正确、有效、得力的措施,对危害加以遏制。安全标志不仅类型要与所警示的内容相吻合,而且设置位置要正确合理,否则就难以真正充分发挥其警示作用。

安全标志分为禁止标志、警告标志、指令标志、提示标志和补充标志。

**1. 禁止标志**

禁止标志的含义是不准或制止人们的某些行动。

禁止标志的几何图形是带斜杠的圆环,其中圆环与斜杠相连,用红色;图形符号用黑色,背景用白色(图3-86)。

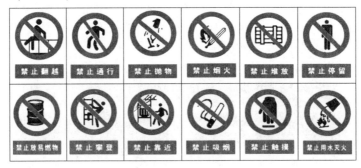

图3-86　禁止标志

**2. 警告标志**

警告标志的含义是警告人们可能发生的危险。

警告标志的几何图形是黑色的正三角形、黑色符号和黄色背景(图3-87)。

图3-87　警告标志

**3. 指令标志**

指令标志的含义是必须遵守。

指令标志的几何图形是圆形,蓝色背景,白色图形符号(图3-88)。

图 3-88　指令标志

### 4. 提示标志

提示标志的含义是示意目标的方向。

提示标志的几何图形是方形,绿色背景,白色图形符号及文字(图 3-89)。

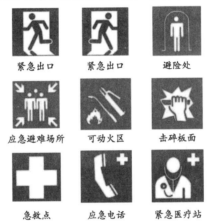

图 3-89　提示标志

### 5. 补充标志

补充标志是对前述 4 种标志的补充说明,以防误解。

补充标志分为横写和竖写两种。横写的为长方形,写在标志的下方,可以和标志连在一起,也可以分开;竖写的写在标志杆上部。

61

现场创伤救护

任务 3

📖 任务实施与评价

**任务实施 3-1** 创伤止血操作实训

**一、训练目的**

通过实训,熟练掌握创伤止血技术,并能根据不同出血部位及不同出血量准确地选择不同的止血方法。

**二、训练内容**

(1)直接压迫止血法;

(2)加压包扎止血法;

(3)布制止血带止血法。

**三、训练要求**

(1)训练前清洁消毒双手。

(2)在实训中,严格按要求操作,不嬉戏打闹,严禁用绷带、三角巾缠绕颈部。

**四、操作方法**

将表 3-1 补充完整,根据出血部位和出血量正确选择不同止血方法。

创伤止血技术要点                                                        表 3-1

| 止血方法 | 技术要点 | | |
|---|---|---|---|
| | 出血部位 | 出血量 | 操作方法和注意事项 |
| 直接压迫止血法 | | | |
| 加压包扎止血法 | | | |
| 布制止血带止血法 | | | |

**任务评价 3-1**

请填写表 3-2,对任务实施效果进行评价。

布制止血带操作考核评分表                                                 表 3-2

| 考核项目 | 考核内容 | 评分 | |
|---|---|---|---|
| | | 分值 | 得分 |
| 使用条件 | 四肢出血,其他方法均不能止血 | 5 | |
| 局部加压包扎止血 | 局部应加压包扎止血 | 10 | |
| 部位 | 止血带绑扎部位正确 | 20 | |
| 衬垫 | 正确使用衬垫,止血带不能直接绑在皮肤上 | 10 | |
| 绑扎方法 | 止血带宽度合适,绑扎方法正确、熟练 | 20 | |
| 松紧程度 | 松紧程度合适 | 20 | |
| 承托伤肢 | 选用正确悬臂带承托伤肢 | 5 | |

| 考核项目 | 考核内容 | 评 分 | |
|---|---|---|---|
| | | 分值 | 得分 |
| 记录时间 | 记录确切时间 | 5 | |
| 心理安抚 | 在处理伤情时,应对伤员进行心理安抚 | 5 | |

总分:

**任务实施 3-2** **现场包扎操作实训**

### 一、训练目的

通过实训,熟练掌握现场包扎技术。

### 二、训练内容

(1)绷带包扎法:①环形包扎法;②螺旋形包扎法;③螺旋反折包扎法;④"8"字包扎法(手/肘);⑤回返包扎法。

(2)三角巾包扎法:①头顶帽式包扎法;②单眼/双眼包扎法;③单肩/双肩包扎法;④单胸/双胸包扎法;⑤单侧腹(臀)部包扎法;⑥腹部包扎法;⑦手(足)部包扎法;⑧膝(肘)关节包扎法;⑨前臂悬臂带。

### 三、训练要求

(1)训练前清洁消毒双手。

(2)在实训中,严格按要求操作,不嬉戏打闹,严禁用绷带、三角巾缠绕颈部。

(3)包扎内容较多,需要反复练习,直至熟练掌握。

### 四、操作标准

每种包扎方法均需达到表 3-3 的标准。

**现 场 包 扎 要 求**  表 3-3

| 操作步骤 | 技术要求 |
|---|---|
| 包扎前检查 | 检查受伤部位有无异物 |
| 包扎材料 | 选取适合受伤部位及伤情的包扎材料,能灵活地就地取材 |
| 出血伤口处理 | 指导伤病员自行用敷料压迫在伤口上并施加压力 |
| 敷料 | 保证敷料清洁 |
| 包扎方法 | 包扎方法正确,包扎松紧适度,能做到快、准、轻、牢 |
| 烧烫伤 | 手、足烧烫伤包扎应用纱布将指(趾)与指(趾)分隔开 |
| 承托伤肢 | 若需要,选用正确悬臂带承托伤肢 |
| 包扎后检查 | 包扎完毕后,要观察伤病员及伤肢情况,如检查伤肢末梢血液循环、运动及感觉等 |
| 心理安抚 | 在处理伤情时,应对伤病员进行心理安抚 |

**任务评价 3-2**

请填写表 3-4,对任务实施效果进行评价。

**现 场 包 扎 考 核 评 分 表**  表 3-4

| 考核项目 | 考核内容 | 评 分 | |
|---|---|---|---|
| | | 分值 | 得分 |
| 包扎前检查 | 检查受伤部位有无异物,判断出血量的大小 | 5 | |

| 考核项目 | 考核内容 | 评分 | |
|---|---|---|---|
| | | 分值 | 得分 |
| 包扎材料 | 选取适合受伤部位及伤情的包扎材料,能灵活地就地取材 | 5 | |
| 出血伤口处理 | 救护人员实施或指导伤病员自行用敷料直接压迫在伤口上并施加压力 | 20 | |
| 敷料 | 保证敷料清洁 | 5 | |
| 包扎方法 | 包扎方法正确,能做到快、准、轻、牢;手、足烧烫伤包扎应用纱布将指(趾)与指(趾)分隔开 | 30 | |
| 包扎松紧程度 | 包扎松紧适度,不能过紧或过松 | 20 | |
| 承托伤肢 | 若需要,选用正确悬臂带承托伤肢 | 5 | |
| 包扎后检查 | 包扎完毕后,要观察伤病员及伤肢情况,如检查伤肢末梢血液循环、运动及感觉等 | 5 | |
| 心理安抚 | 在处理伤情时,应对伤病员进行心理安抚 | 5 | |

总分:

**任务实施3-3** **骨折固定操作实训**

**一、训练目的**

通过实训,熟练掌握四肢长骨骨折固定的方法。

**二、训练内容**

(1)上臂骨折固定;

(2)前臂骨折固定;

(3)小腿骨折固定;

(4)大腿骨折固定。

**三、训练要求**

(1)建议穿着运动装,女生不宜着裙装。

(2)在实训中,严格按要求操作,不嬉戏打闹,严禁用绷带、三角巾缠绕颈部。

**四、操作标准**

每个部位的骨折固定均需达到表3-5的标准。

四肢长骨骨折固定要求    表3-5

| 操作步骤 | 技术要求 |
|---|---|
| 止血、包扎 | 在骨折固定前先检查受伤部位,并对伤口进行止血、包扎 |
| 固定前检查 | 检查伤肢血液循环、运动及感觉 |
| 夹板 | 夹板的长度应超过骨折处的上下关节 |
| 衬垫 | 正确使用衬垫 |

65

现场创伤救护

任务 3

| 操作步骤 | 技术要求 |
|---|---|
| 固定方法 | 先固定骨折的上端(近心端),再固定下端(远心端) |
| | 下肢骨折采用健肢固定时,注意布条应从腰下、膝下或踝下等空隙部位穿过肢体;尽量避免抬起伤肢;"8"字法固定脚踝 |
| | 绑带不得系在骨折处 |
| | 固定后,上肢为屈肘位,下肢为伸直位 |
| 固定后检查 | 固定完毕后,要观察伤病员及伤肢情况,检查伤肢血液循环、运动及感觉 |
| 心理安抚 | 在处理伤情时,应对伤病员进行心理安抚 |

## 任务评价 3-3

请填写表 3-6,对任务实施效果进行评价。

骨折固定考核评分表 表 3-6

| 考核项目 | 考核内容 | 评 分 | |
|---|---|---|---|
| | | 分值 | 得分 |
| 止血、包扎 | 在骨折固定前先检查受伤部位,并对伤口进行止血、包扎 | 10 | |
| 固定前检查 | 检查伤肢血液循环、运动及感觉 | 5 | |
| 夹板 | 夹板的长度应超过骨折处的上下关节 | 5 | |
| 衬垫 | 正确使用衬垫 | 10 | |
| 固定方法 | 先固定骨折的上端(近心端),再固定下端(远心端) | 10 | |
| | 固定方法正确。<br>下肢骨折采用健肢固定时,注意布条应从腰下、膝下或踝下等空隙部位穿过肢体;尽量避免抬起伤肢;"8"字法固定脚踝 | 30 | |
| | 绑带不得系在骨折处 | 10 | |
| | 固定后,上肢为屈肘位,下肢为伸直位 | 10 | |
| 固定后检查 | 包扎完毕后,要观察伤病员及伤肢情况,检查伤肢血液循环、运动及感觉 | 5 | |
| 心理安抚 | 在处理伤情时,应对伤病员进行心理安抚 | 5 | |

总分:

## 任务实施 3-4  伤病员搬运操作实训

### 一、训练目的
通过实训,熟练掌握伤病员的徒手搬运技术。
### 二、训练内容
(1)单人搬运:①扶行;②背负;③抱持;④拖行;⑤爬行。

（2）双人搬运：①椅托式；②轿式；③拉车式。

（3）三人搬运。

### 三、训练要求

（1）在实训中，必须注意安全，禁止嬉戏打闹。

（2）建议穿着运动装，女生不穿裙装。

（3）选择体重较轻的同学模拟伤病员，以免发生意外。

### 四、操作要求

（1）不能随意搬动伤病员，需要在明确搬运目的的前提下搬运伤病员。

（2）学会根据伤病员的年龄、体重、受伤部位、伤情严重程度、意识水平、搬运路途的远近、现场搬运条件、可利用的资源等选择合适的搬运方法。

（3）在搬运过程中要随时注意观察伤病员的情况变化。

### 任务评价 3-4

请填写表 3-7，对任务实施效果进行评价。

伤病员搬运考核评分表　　　　　　　　　　　表 3-7

| 考核项目 | 考核内容 | 评　分 | |
|---|---|---|---|
| | | 分值 | 得分 |
| 目的明确 | 不能随意搬动伤病员，需要在明确搬运目的的前提下搬运伤病员 | 10 | |
| 搬运前检查 | 搬运前应对伤病员的意识、呼吸、循环体征做出初步评估，并做好伤病员的初步急救处理，一般要先止血、包扎、固定，再搬运 | 20 | |
| 方法正确 | 能根据伤病员的年龄、体重、受伤部位、伤情严重程度、意识水平、搬运路途的远近、现场搬运条件、可利用的资源等选择合适的搬运方法 | 20 | |
| 操作熟练 | 搬运操作熟练，搬运动作轻巧、迅速，尽量减少振动和颠簸 | 30 | |
| 观察伤病员 | 在搬运过程中要随时注意观察伤病员的情况变化，及时处理 | 10 | |
| 确保安全 | 在搬运过程中随时注意伤病员和自身的安全 | 10 | |

总分：

现场创伤救护

任务 3

# 意外伤害与突发事件的应急救护

意外伤害和突发事件会导致人员伤亡、财产受损、生态环境遭到破坏。而当今社会各种意外伤害、突发事件时有发生，严重威胁着人们的生命和健康。其中意外伤害已成为危害人类健康的全球性公共卫生问题。公众应急救护知识的普及对降低意外伤害和突发事件发生时的伤残率起到重要作用。

轨道交通运输工作中也可能会发生各种意外和突发事件，工作人员应该熟悉意外伤害与突发事件应急救护的原则与方法，做好自我防护，能快速、有效地施救，以避免发生更大的伤害。

本任务需要学习者掌握常见意外伤害和突发事件的应急救护原则、烧烫伤等意外伤害的处理方法、火灾等突发事件的自救互救原则等。

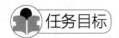

（1）熟练掌握烧烫伤、电击伤、雷击伤的现场急救措施;熟练掌握冻伤、中暑、高原反应的现场救护措施;熟练掌握淹溺的正确施救方法;掌握常见突发事件中的避险逃生措施;熟悉突发事件中的自救互救方法。

（2）了解常见意外伤害的特点;掌握常见意外伤害的应急救护原则;熟悉常见突发事件的避险逃生原则;掌握常见突发事件的现场特点和救护原则。

（3）培养良好的职业素养,具备冷静、镇定、果断、灵活、机智地应对各种突发情况的心理素质和能力;有良好的团队意识和沟通协调能力;在工作中践行社会主义核心价值观,具有高度的安全意识和对自己及人民生命高度负责的精神。

### 任务分组

建议学习者组建学习小组,共同完成相关任务。

| 姓　　名 | 学　　号 | 分　工 | 备　　注 | 学习计划 |
| --- | --- | --- | --- | --- |
|  |  |  | 组长 |  |
|  |  |  |  |  |
|  |  |  |  |  |

### 情境引入

**情境1**:某日8时30分,某地铁5号线某站一名女乘客因没吃早餐导致低血糖在站台晕倒,事件发生时正值上班高峰期,站台内挤满了人,因该名乘客突然倒地,引起乘客恐慌情绪,部分乘客奔逃踩踏,引发现场混乱,12名乘客受伤,被紧急送往医院。据了解,事发时晕倒女子周围的乘客因了解情况,比较镇静,但因后退让出救援空间,而产生"波浪"效应,其他乘客也开始后退,随后有人开始跑,有人开始惊叫,导致越是远处不明真相的乘客越害怕,跑得越慌乱,最后引发了踩踏事件。

**情境2**:某年9月北京某劳务公司带班长郭某安排工人丁某和李某对杏山子车辆段的灯管灯具缺失、插座脱落、水管滴漏、消防应急灯等情况进行巡视检查。15时30分左右,丁某和李某进入牵引降压混合变电所,二人分开各自巡查。当丁某巡查(400V)L204馈线柜后柜门内设备时,误碰裸露的带电部位,发生触电,脸朝上斜倒在L204馈线柜后门前的胶皮垫上。

**思考**:(1)如果你在情境1的现场,你该如何自救和施救?

（2）如果你是情境2的现场目击者,你如何对丁某进行施救?

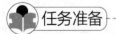 - - - - - - - - - - - - - - - - - - - - - 红十字救护员证考核训练题

**引导问题1** Ⅰ度冻伤后最佳复温的办法是(　　　)。

A. 局部温水浴　　　　　　　　　　B. 用雪搓

C. 捶打冻伤部位　　　　　　　　　D. 高温烘烤

**引导问题2** 下列关于中暑的急救措施中,错误的是(　　　)。

A. 立即将病人移到通风、阴凉、干燥的地方

B. 使病人仰卧,解开衣领,脱去或松开外套

C. 用湿毛巾冷敷头部、腋下以及腹股沟等处,促进散热

D. 出现高烧、昏迷抽搐等症状,保持呼吸道通畅,可自行在家观察

**引导问题 3** 出现高原反应时不应该( )。

A. 休息      B. 避免感冒      C. 运动      D. 严重时需吸氧

**引导问题 4** 室内避震应选择( )。

A. 窗边      B. 开间小的卫生间    C. 屋子中央      D. 阳台

**引导问题 5** 判断正误:发生火灾时应乘坐电梯快速撤离。 ( )

**引导问题 6** 判断正误:在拥挤的人群中被挤倒在地时,应立即四肢伸直脸朝下趴在地上,以免被踩到胸腹部。 ( )

**引导问题 7** 判断正误:脱离电源后,触电者出现呼吸心跳停止,应立即对其进行胸外按压和人工呼吸。 ( )

**引导问题 8** 判断正误:有人溺水时,不会游泳的人不能贸然下水救人。 ( )

**引导问题 9** 判断正误:轻度烧烫伤的最佳处理方法是立即用清洁的冷水冲洗烧烫伤部位。 ( )

**引导问题 10** 判断正误:油锅起火时,应迅速用水灭火,避免温度过高发生炸裂。 ( )

### 🔶 基础知识与技能

## 一 常见意外伤害的现场应急救护

常见的意外伤害有烧烫伤、电击伤、雷击伤、冻伤、淹溺、中暑、高原反应。如果伤病员得不到最快最恰当的急救,可能导致终身残疾甚至危及生命。因此,掌握必要的急救知识和方法,对挽救自己或他人的生命是十分必要的。

### (一)烧烫伤

烧烫伤是生活、生产中常见的意外伤害。烧伤泛指由热力、电流、化学物质、激光、放射线等所致的组织损害。烫伤是由高温液体(沸水、热油)、高温固体(烧热的金属等)或高温蒸汽等所致的损伤。发生烧烫伤,若处理不当,不但会危及生命,还容易留下瘢痕和残疾。

#### 1.烧伤深度

烧伤一般分为Ⅰ度烧伤、Ⅱ度烧伤(又分浅Ⅱ度烧伤、深Ⅱ度烧伤)和Ⅲ度烧伤,其病理变化及临床特征如下:

1)Ⅰ度烧伤

Ⅰ度烧伤仅伤及表皮层。表现为局部皮肤发红,又称红斑性烧伤。局部有轻度肿胀和疼痛,一般 2~3d 后红斑消失,局部坏死的表皮细胞由深层细胞增生修复。愈合时间一般少于 1 周,不留瘢痕,有时可有轻度色素沉着。

2)Ⅱ度烧伤

Ⅱ度烧伤深达真皮,局部出现水泡,又称水泡性烧伤。

（1）浅Ⅱ度烧伤：伤及表皮层和真皮浅层；表现为皮肤发红，同时带有水泡，因渗出较多，水泡较饱满，破裂后创面渗液明显，创底肿胀发红；皮肤温度高；由于末梢神经受刺激而疼痛剧烈、感觉过敏；如无感染，一般2～3周愈合，愈合后有色素沉着，无瘢痕。

（2）深Ⅱ度烧伤：伤及真皮深层，但有皮肤附件残留；水泡较小或较扁薄，有痛感或感觉迟钝，皮温可稍低；去表皮后创面表现为浅红或红白相间，或可见网状栓塞血管；如无感染等并发症，3～4周可愈合，愈合后留有瘢痕。

3）Ⅲ度烧伤

Ⅲ度烧伤伤及皮肤全层，甚至可达皮下、肌肉、骨骼等。皮肤坏死、脱水后可形成焦痂，又称焦痂性烧伤。创面可呈苍白、棕褐色或焦黑、炭化，无痛感（但周围皮肤会疼痛）。除较小面积能自行愈合外，一般都需经皮肤移植方能愈合，愈合后留有瘢痕或畸形。

**2.现场救护原则**

烧烫伤的预后与烧伤面积、烧伤深度、烧伤部位，有无感染、脱水、休克等并发症及伤病员的年龄、基础身体状况等因素有关，也与现场的急救处理正确与否有很大关系。烧烫伤的应急救护原则是先除去致伤源，脱离现场，降低或祛除伤处的热力，保护创面，维持呼吸道通畅，再转送医院治疗。

1）烧烫伤现场局部处理原则

（1）迅速脱离热源。将烧伤的局部放置在流动的清水中持续冲洗，至少10min，降低患部温度，减少热量的进一步吸收，而且可以降低创面的组织代谢，使局部血管收缩，渗出减少，从而减轻创面水肿，并有良好的止痛作用。注意：若Ⅱ度（有水泡）、Ⅲ度烧伤严重时，冲水前必须覆盖毛巾再冲水，切勿直接冲水。也可将烧伤部位浸泡在冷水中进行降温，直至感受不到疼痛和灼热为止。避免用冰或冰水直接冷却受伤部位。

（2）避免再损伤局部。应在皮肤肿起前，轻轻移除伤处的戒指、手表、腰带、鞋或其他衣饰束缚，便于处理患者；同时将烧伤部位的衣物移除。注意：若衣物与皮肉已粘在一起，则不得强行移除。转运时，伤处向上，以免受压。

（3）减少创面污染。将无菌敷料覆盖在伤口上，保护创面。严重的烧烫伤需要及时送医院进一步治疗。

2）皮肤被强酸、强碱烧伤

如有纸巾、毛巾先蘸吸，然后立即用大量温水或清水反复冲洗皮肤，至少20分钟，冲洗得越早越彻底越好，哪怕残留一点儿也会使烧伤越来越重。冲洗时将污染的衣物脱去。在冲洗中要鼓励伤员忍耐疼痛直到冲洗干净为止。用水冲洗干净后，用无菌纱布轻轻覆盖创面，送往医院处理。

粉末状强酸、强碱，先用手绢、毛巾揩净后再用大量的流动清水冲洗。冲洗彻底后快速送医院救治。

（二）电击伤

电击伤是指人体与电源直接接触后电流进入人体，造成机体组织损伤和功能障碍，临床上除表现在电击部位的局部损伤，尚可引起全身性损伤，主要是心血管和中枢神经系统的损伤，严重的可导致心跳呼吸停止。

### 1. 症状

当人体接触电流时,轻者立刻出现心悸、呆滞、面色苍白,接触部位肌肉收缩,且可有眩晕、心动过速和全身乏力等表现。重者出现休克、昏迷、持续抽搐、心室纤维颤动、心跳和呼吸停止。

电击部位皮肤会出现电烧伤,电流在皮肤入口处(触电部位)烧伤程度比出口处重。烧伤皮肤焦黄或炭化,有的形成了裂口或洞穴,烧伤可能深达肌、肌腱、骨。电烧伤的深部损伤范围常远远超过皮肤入口处。

触电后如从高处跌下,可伴有脑震荡,头、胸、腹部损伤或四肢骨折。

### 2. 现场救护原则

1) 迅速脱离电源

现场救治应争分夺秒,首要任务是切断电源。根据触电现场的环境和条件,采取最安全、最迅速的办法切断电源或使触电者脱离电源。

(1) 迅速关闭电源开关、拉开电源总闸刀是最简单、安全而有效的方法,或用干燥木棒、竹竿等将电线从触电者身上挑开,并将此电线固定好,避免他人触电。

(2) 在使触电者脱离电源的整个过程中必须防止自身触电,注意以下几点:①必须严格保持自己与触电者的绝缘,不直接接触触电者,选用的器材必须有绝缘性能。若对所用器材绝缘性能无把握,则在操作时,脚下垫干燥木块、厚塑料块等绝缘物品,使自己与大地绝缘。②在下雨天气野外抢救触电者时,一切原先有绝缘性能的器材都因淋湿而失去绝缘性能,因此更需注意。③野外高压电线触电,注意跨步电压的可能性并予以预防,最好选择在 20m 以外切断电源;确实需要进出危险地带时,保证使用单脚着地的跨跳步进出,绝对不许双脚同时着地。

2) 紧急呼救

迅速拨打急救电话,尽快送往医院抢救。

3) 心肺复苏

在脱离电源的情况下,心跳、呼吸骤停者即刻予以心肺复苏。不要轻易放弃,直到专业医务人员到达现场。

4) 保护体表电烧伤创面

使用干净敷料覆盖伤口,简单进行包扎。

5) 处理继发性损伤

有头、胸、腹部损伤或四肢骨折的患者,要进行相应的处理。

### (三) 雷击伤

雷电是由雷雨云产生的一种强烈放电现象,电压高达 1 亿～10 亿 V,电流达几万安培,同时还放出大量热能,瞬间温度可达 1 万℃以上。其能量可摧毁高楼大厦,劈开大树,击伤人畜。人一旦被雷电击中,死亡与致残率极高。

### 1. 雷击的伤害

雷电含有巨大的能量,放电时,局部可产生高温。雷击损伤神经系统导致昏迷、休克、惊厥、伤后遗忘等。损伤心血管系统造成心脏停搏,血管灼伤、断裂,形成血栓等。损伤呼吸系统致呼吸肌痉挛造成呼吸功能失常,导致呼吸停止或异常。损伤运动系统可致运动功能丧失。高温导致雷电烧伤。高空作业者从高处坠落,伤亡更重。

**2.雷击伤的预防**

1)室内

关好门窗、关闭电视机等家电,远离窗口,不要靠近金属护栏。

2)室外

(1)雷雨天尽可能不在室外走动。

(2)不能大树下避雨,尽量与电线、电话线和天线等没接地的导体保持距离。

(3)不快速开摩托车、快骑自行车和在雨中狂奔;不拿易燃物质(如汽油)在暴雨中行走,身体的跨步越大,电压就越大。

(4)乘车时不将头、手伸出车外。

(5)不从事水上运动和室外球类运动。

(6)勿站立于山顶、楼顶上或接近其他导电性高的物体。

(7)在室外者感到头发竖立,皮肤刺痛,肌肉发抖,即有将被雷击中的危险,应立即原地下蹲,双脚并拢,双手抱头屈膝。最好在地面铺上绝缘物,如塑料等;拿掉身上的金属物品,如发夹、戒指等。

**3.现场救护原则**

(1)脱离险境,迅速将患者转移到能避开雷电的安全地方。

(2)紧急呼救,迅速拨打急救电话。

(3)根据击伤程度迅速作对症救治,如果患者神志清醒,但曾一度昏迷、心慌、四肢发麻、全身无力,应就地休息 1~2h,并作严密观察。

(4)如果患者已失去知觉,但呼吸和心跳正常,应抬至空气清新的地方,看护并等待医生到达。

(5)若患者心跳呼吸停止,立即开始心肺复苏。

**(四)冻伤**

冻伤是低温作用于机体引起的局部或全身损伤。由于外界温度过低,人体缺乏相应的防寒措施,加上潮湿、寒风、饥饿、疲劳等因素,易发生冻伤。冻伤分全身冻伤和局部冻伤两类。局部冻伤较常见,常出现在手指、足趾等血液循环较慢的部位;手背、面颊等暴露部位;衣鞋不暖、鞋袜太紧、长久站立或是有血管硬化者。全身冻伤多见于被雪掩埋或沉船落水,机体受到严重寒冷侵袭时引起的全身功能障碍和组织损伤,人体被冻成僵硬状态。

**1.冻伤的症状**

1)局部冻伤

局部冻伤按其损伤深度可分为 4 度。

(1)Ⅰ度冻伤:皮肤表皮层冻伤,局部皮肤红肿,有发热、痒、刺痛、感觉异常。

(2)Ⅱ度冻伤:损伤达真皮层;局部皮肤红肿明显,出现大小不等的水泡,患者感觉皮肤发热,疼痛较重。

(3)Ⅲ度冻伤:损伤皮肤全层或深达皮下组织;创面由苍白变为紫褐色或黑色,局部感觉完全消失,其周围有红肿、疼痛,可出现血性水泡。

（4）Ⅳ度冻伤:损伤深达肌、骨等组织;伤处发生坏死,其周围有炎症反应,常需在处理中确定其深度,容易并发感染。

2）全身冻伤

体温明显下降,皮肤苍白水肿,全身肌肉僵硬,呼吸心跳微弱甚至停止,危及生命。

**2. 现场救护原则**

（1）迅速带患者脱离寒冷环境,防止继续受冻。

（2）将患者移到暖和的地方,祛除潮湿衣服、鞋袜(连同肢体冻结者,不可勉强脱卸,应用40℃左右的温水使冰冻融化后脱下或剪开),采取全身保暖措施。

（3）立即施行局部或全身的快速复温。用37~40℃的温水浸泡伤肢或浸浴全身,保持水温稳定,使冻伤局部在20min、全身在半小时内达到复温效果。浸泡时可轻轻按摩未损伤的部位,帮助改善血液循环。老年病人、缺氧或心脏病患者复温时应慎重。复温不可使用火炉烘烤,更不可使用冰雪擦拭冻伤部位。如果无温水,可为患者加盖厚棉被或将患者的伤肢置于救助者怀中复温。

（4）对于全身重度冻伤,要注意观察患者呼吸心跳,如果发现心跳呼吸停止,需要进行心肺复苏,同时快速复温。

（5）当患者身体复温后,需将其迅速送到医院进行治疗。

**（五）淹溺**

淹溺是指人被淹没在水中,并导致呼吸障碍及窒息的状况。大量水、草、藻类、泥沙进入口鼻、气管和肺部,阻塞呼吸道,从而引起窒息。同时恐惧、寒冷,也可能使喉头痉挛,呼吸道梗阻而窒息。溺水的过程很快,一般4~6min就可能因为呼吸心跳停止而死亡。因此,要争分夺秒,迅速积极抢救。

淹溺现场救护原则如下。

（1）充分做好自我防护,迅速呼救。

（2）水中救护原则如下:

①池岸救护。可利用救生器材,如救生绳、救生圈、树枝、衣服、毛巾等物品进行营救。

②涉水救护。当没有或无法利用救生器材拯救溺水者,同时施救者自觉有能力入水将溺水者救出,可采用涉水救援。首先,入水前观察。扫视水域,判断溺水者与自己的距离。在自然水域要注意水流方向、水面宽窄、水底性质等因素。本着尽快接近溺水者的原则,迅速选择好入水地点。其次,入水。在自己熟悉的游泳池或水域,确定下水地点水较深时,可采用头先入水的跳水方式,这样速度更快。在不熟悉的水域,为保证施救者自身安全,应采用脚入水的方式。再次,迅速接近溺水者。从其后面靠近,防止被慌乱挣扎中的溺水者抓住。施救者一只手托住落水者头部,使其口鼻露出水面,另一只手对其进行拖带,将其带至安全处,两人均采用仰泳姿势。

（3）岸上救护原则如下:

①清淤。将溺水者尽量放置于侧卧位,头部位置能使口鼻自动排出液体。清理口鼻异物。无须控水,没有任何证据显示水会作为异物阻塞气道。

②保暖。用干毛巾为溺水者擦拭全身,自四肢、躯干向心脏方向摩擦,以促进血液循环,为溺水者包裹温暖干燥的衣物。

③心肺复苏。若溺水者停止呼吸、心跳,应立即进行心肺复苏,坚持抢救至医务人员到达现场。

## (六)中暑

中暑是指在高温、高湿环境下,人体体温调节中枢功能障碍、汗腺功能衰竭和水、电解质丢失过多而引起的以中枢神经和(或)心血管功能障碍为主要表现的热损伤性疾病。高温是发生中暑的根本原因。体内热量不断产生,散热困难,外界高温又作用于人体,体内热量越积越多,加之体温调节中枢发生障碍,身体无法调节,最后引起中暑。中暑如不及时治疗,严重时可以导致死亡。

### 1.中暑的症状

根据症状的轻重,中暑可分为先兆中暑、轻度中暑和重度中暑。

1)先兆中暑

在高温高湿环境下,出现头痛、头晕、口渴、多汗、眼花、耳鸣、胸闷、恶心、心悸、四肢无力发酸、注意力不集中,体温正常或略高。

2)轻度中暑

轻症中暑表现为面色潮红或苍白、心悸、大汗、皮肤湿冷、脉搏细速、血压偏低、烦躁不安或表情淡漠、恶心呕吐、全身疲乏、动作不协调,体温升高至38.5℃左右。

3)重度中暑

重症中暑按递增的严重程度可分为热痉挛、热衰竭和热射病。

(1)热痉挛:指一种伴有疼痛的短暂、间歇发作的突发肌肉痉挛,最常影响小腿、手臂、腹部肌肉和背部。热痉挛常发生于初次进入高温环境工作,或运动量过大时,大量出汗且仅补水者。临床常表现为出现短暂性、间歇发作的肌肉抽动。

(2)热衰竭:严重热应激时,体液、电解质丢失过多,水、电解质紊乱引起热衰竭。症状和体征可能突然出现,包括恶心、头痛、头晕、肌肉痉挛、感觉无力,疲劳和大量出汗,体温升高。热衰竭是一种严重的疾病,如病情得不到控制,可迅速发展为热射病,危及生命。

(3)热射病:包括热衰竭的所有症状体征,再加上中枢神经系统症状,包括高热、昏厥、精神错乱或四肢抽搐等。

### 2.现场救护原则

(1)转移。及时将患者转移到阴凉通风处或温度较低的环境,平躺解衣,保持呼吸道通畅。

(2)物理降温。中暑后,患者的体温会比较高,可采用冷敷患者的双侧腋下、颈部、腹股沟等部位,也可擦浴降温。

(3)补水。可让患者分次口服适量淡盐水,以补充水、电解质的丢失。可配合服用解暑药。但意识不清者不可口服补液,以免呛入气道。

(4)经降温处理后,对重度中暑者应及时拨打急救电话,并送医院进行治疗。

## (七)高原反应

高原反应又称高原病、高山病,是指人体从高气压的地方进入低气压的高原后,暴露在低压、低氧环境中所产生的各种不适症状。由于血液中的含氧量没有维持在正常的水平,使得体内缺氧,血氧过低,破坏了内环境的动态平衡,造成细胞代谢紊乱,一般会出现头痛、乏力、心跳加速等症状,严重时会危及生命。

### 1.高原反应的症状

高原适应不全的速度和程度决定高原反应发生的急缓和临床表现,分为急性高原反应和慢性高原反应两类。

(1)急性高原反应:由平原快速进入海拔3000m以上高原,或由高原进入海拔更高地区,在数小时或1~3d内,出现头痛、头昏、耳鸣、恶心呕吐、心慌气短、胸闷胸痛、失眠、嗜睡、食欲减退、腹胀、手足发麻等症状,有的出现口唇和甲床发绀、眼睑或面部水肿等,经检查不能用其他原因解释者。

(2)慢性高原反应:指急性高原反应持续3个月以上症状不消失者,表现为头痛、头晕、失眠、记忆力减退、注意力不集中、心悸、气短、食欲减退、消化不良、手足麻木和颜面水肿,有时发生心律失常或短暂性昏厥。

### 2.高原反应的预防

(1)基础疾病。有器质性疾病、严重神经衰弱或呼吸道感染患者,严重贫血或高血压病人,不宜进入高原地区。

(2)饮食。多吃碳水化合物,多喝水,保证供给充分液体。

(3)阶梯式上山。阶梯式上山是预防急性高原反应的稳妥又安全的方法。初入高山者,如需进入4000m以上高原时,一般应在2500~3000m处停留2~3d,然后每天上升的速度不宜超过600~900m。

(4)注意事项。避免饮酒和服用镇静催眠药,避免重体力活动。避免寒冷,注意防冻和保温。

### 3.现场救护原则

(1)休息。若高原反应较小,可采取静养的方法。一般卧床休息,补充液体,轻症状患者可自行缓解。

(2)氧疗。症状较重的患者需要间断或持续吸氧,同时转入海拔较低处。

(3)药物治疗。可酌情选用镇痛、止吐等药物对症治疗。

(4)及时就医。如果高原反应太严重,应及时送至医院进行治疗,输液、服药、吸氧等,以缓解高原反应的症状。

## 二  常见突发事件的避险与救护

### (一)火灾

火灾是指在时间或空间上失去控制的燃烧所造成的灾害。在各种灾害中,火灾是最常见、最普遍地威胁公众安全和社会发展的灾害之一。火灾多因闪电,雷击、风干物燥等气候原因导致森林大火或建筑物失火,也可由于生产生活中不慎,战争或故意纵火等原因引起,同时家庭使用的电器、煤气、电线等,石油化学工业中的大批危险品都可能引起火灾。火灾不仅烧毁财物,造成严重的经济损失,而且可以致人死伤、残障和心理创伤。

### 1.火灾的避险原则

火灾避险的原则是及时报警,小火扑救,大火撤离。

1）及时报警

（1）无论何时何地,一旦发现火灾,立即拨打火警电话"119"报警。

（2）报警内容包括:失火单位的名称、地址、起火部位、燃烧物质、火势大小,以及有无人员被困、联系人姓名和电话。同时注意听清对方提出的问题,以便正确回答。

（3）等"119"接警人员先挂断电话,然后立即到交叉路口等候消防车的到来,以便引导消防车迅速赶到火灾现场。

（4）有条件的情况下,迅速组织人员疏通消防车道,清除障碍物,使消防车到火场后能立即进入有利位置灭火救援。

（5）在没有电话或没有消防队的地方,如农村和边远地区,可采用敲锣、吹哨、喊话等方式向四周报警,动员乡邻来灭火。

2）小火扑救

火灾初起阶段有火势较弱、燃烧面积较小、烟气流动速度慢、火焰辐射热量小、周围物品和建筑结构温度上升不快等特点。在这个阶段要及时组织力量,利用消防器材将火扑灭,争取灭早、灭小、灭了。据统计,70%以上的火灾都是现场人员扑灭的。

室内的沙发、窗帘、棉被等物品着火,可立即用水浇灭;电器着火,要立即切断电源,用干粉或气体灭火器灭火,不可泼水;油锅着火,要迅速关闭燃气阀门,盖上锅盖或湿布;液化气罐着火,应立即关闭阀门,用浸湿的被褥、衣物等捂盖。

3）大火撤离

如果火势较大,超过自己的扑救能力,应设法尽早撤离,迅速逃生。

（1）人员密集场所火灾。发生火灾后,不要惊慌失措、盲目乱跑,应按照疏散指示标志有序逃生,切忌乘坐电梯;穿过浓烟时,要用湿毛巾、手帕、衣物等捂住口鼻,尽量使身体贴近地面,弯腰或匍匐前进,不要大声呼喊,以免吸入有毒气体;利用自制绳索、牢固的落水管、避雷网等可利用的条件逃生;当无法逃生时,应退至阳台或屋顶等安全区域,发出呼救信号等待救援;逃生时应随手关闭身后房门,防止浓烟尾随;逃生时不可互相推挤,不要急于跳楼。

（2）高楼火灾。逃生时,应用湿毛巾、口罩蒙口鼻,匍匐贴近地面撤离。也可向头部、身上浇冷水或用湿毛巾、湿棉被、湿毯子等将头、身裹好,再冲出去。若房门已烫手,应关紧迎火的门窗,打开背火的门窗,用湿毛巾、湿布封堵门缝,或用湿棉被蒙上门窗,然后不停地向房门淋水,防止烟火渗入,等待救援人员。被烟火围困时,应尽量在阳台、窗口等易于被发现和避免烟火近身的地方。白天,可以向窗外晃动鲜艳衣物;夜晚,可以用手电筒等在窗口闪动或者敲击窗栏,发出求救信号。身上着了火,不要惊跑或用手拍打,应设法脱掉衣服或就地打滚灭火,也可以跳进水中或向身上浇水。

（3）地铁列车火灾。列车上发生火情时,乘客可迅速将列车上紧急对讲装置的塑料护板打碎,按下红色按钮后,与列车司机对话。可利用每节车厢内放置的干粉灭火器灭火。列车行驶至车站时失火,要听从车站工作人员统一指挥,按照车站的疏散标志指示方向疏散。如果火灾引起停电,可按应急灯指示标志有序逃生,并注意朝背离火源方向逃生。如果失火列车在隧道内无法运行时,乘客要注意收听列车上的广播,在工作人员的指引下,有序地通过车头或车尾疏散门进入隧道,向邻近车站撤离。同时用衣服或毛巾捂住口鼻,防止烟雾进入呼吸道,贴近地面弯腰低姿疏散到安全地区。

## 2.现场救护原则

（1）做好自我防护。救护前要评估火灾现场环境,在确保安全的前提下救护伤病员,并及时拨打"119"火警电话和"120"急救电话。

（2）迅速转移伤病员。将伤病员安置于安全、通风处,解开衣领、腰带,适当保温。出入烟雾较重的地方,救援者应采取有效的防护措施。

（3）立即抢救生命。保持伤病员呼吸道通畅,对呼吸心搏骤停者实施心肺复苏。观察伤病员有无烧烫伤,若有,按烧烫伤救护方法进行救治。有骨折、出血或颅脑、胸腹部损伤者,给予相应处理。

（4）伤病员转运。伤病员经应急救护后,应尽快转送至医院救治。护送途中注意防止休克。搬运时动作要轻柔、平稳,尽量减少伤病员痛苦。伤病员口渴可饮用烧伤饮料或淡盐水。

### (二) 地震

地震是地球内部缓慢累积的能量突然释放引起地表震动的一种自然现象。地震直接灾害表现为建筑物倒塌、地裂缝、地基沉陷、喷水冒砂、山崩、滑坡、泥石流、海啸等,这些是造成人员伤亡、工程损毁、社会经济受损最直接、最重要的原因。地震在自然灾害中属于受灾面积广、破坏性强、死伤人数多的地质灾害,能在瞬间给人类和社会造成巨大损失。

#### 1.避震方法

破坏性地震发生时,从有震感到发生房屋坍塌只有很短的时间。地震时就近躲避,震后迅速撤离到安全地方,是避震较好的方法。

（1）学校避震。上课时发生地震,要在老师的指挥下迅速抱头、闭眼,躲在各自课桌旁边,震后迅速有序撤离。在操场或室外时,可原地蹲下,双手保护头部。注意避开高大建筑物或危险物。

（2）室内避震。迅速躲在承重墙墙角或低矮坚固的家具旁等易形成避震空间的地方。也可躲进开间小、有支撑物的房间,如卫生间、储藏室等。不要到外墙边、窗边或阳台上避震,不要躲在楼梯处和电梯里。如果地震时在电梯里应尽快离开,若电梯门无法打开,要抱头蹲下,抓牢扶手。

（3）公共场所避震。地震时就近在牢固物体旁边蹲伏,震后有序撤离,避免拥挤。不要乘坐电梯,不要在楼梯处停留。在体育馆、影剧院内,就地蹲下或趴在排椅旁,注意避开悬挂物,用包、衣物等物保护头部。在商场、展览馆、饭店等处,要选择内墙角、柱子旁、结实的柜台旁等,迅速蹲下。注意避开玻璃柜台、门窗、橱窗,避开高大不稳和摆放重物、易碎品的货架,避开广告牌、吊灯等高耸物或悬挂物,同时保护好头部。在公交车上要抓牢扶手,降低重心,躲在座位附近。

（4）户外避震。就地选择开阔地蹲下或趴下。避开高大建筑物,特别是有玻璃幕墙的建筑以及高大的烟囱、水塔等。避开桥面或桥下,以防桥梁坍塌。避开危险物,如电线杆、变电器、路灯、广告牌等。避开危险场所,如生产危险品的工厂、储藏易燃易爆品的仓库等。如果在野外,不要在山脚下、悬崖边停留。遇到山崩、滑坡,要垂直于滚石前进的方向向远离滚石的地方跑。避开河边、湖边、海边,以防河堤坍塌、溃坝或出现海啸。

## 2.现场救护原则

(1)震后自救。树立生存信念,千方百计保护自己。判断所处位置,改善周围环境,扩大生存空间,寻找和开辟脱险通道。保证呼吸顺畅,尘土较多或闻到异味时,用湿衣服捂住口鼻。不要大喊大叫,降低身体消耗,尽量保存体力。听到动静时用砖头、铁器等敲击铁管或墙壁,发出求救信号。尽量寻找和节约食物、饮用水,设法延长生命等待救援。若有外伤出血,用衣服等进行包扎,如有骨折,就地取材进行固定。

(2)震后互救。对埋在瓦砾中的幸存者,先建立通风孔道,以防窒息。挖出后立即清除口鼻异物,蒙上双眼,避免强光的刺激。救出伤病员后,立即判断呼吸、意识、循环体征。先救命,后治伤,先重伤,后轻伤。对呼吸心跳停止的伤病员,立即进行心肺复苏;昏迷的伤病员要平卧,将头偏向一侧,及时清理口腔异物,保持呼吸道畅通;外伤出血给予包扎止血;骨折给予固定;脊柱骨折注意正确搬运。同时在救护中避免伤病员情绪过于激动,给予必要的人文关怀和心理援助。

### (三)踩踏事件

踩踏事件是指在某一事件或某个活动过程中,因聚集人群过度拥挤,致使部分人因行走或站立不稳而跌倒未能及时爬起,被人踩在脚下或压在身下,短时间内无法及时控制的混乱场面。

## 1.避险原则

(1)不在人群拥挤的地方停留。

(2)在公共场所发生意外情况时,听从工作人员的指挥,有序撤离。

(3)发现慌乱人群向自己方向涌来时,要快速躲到一边,或靠在附近墙角,等人群过后再离开。

(4)万一被卷入拥挤的人群,要保持镇静,顺人流方向走。如果鞋子被踩掉,不要弯腰捡鞋、系鞋带或拾物。

(5)发现前面有人突然摔倒,立即停下脚步,同时大声呼救,告知后面的人不要向前靠近。

(6)在拥挤混乱的情况下,双脚要站稳,保持身体平衡,抓住身边的栏杆、柱子或看台的椅子等固定物体。

(7)在拥挤人群中,左手握拳,右手握住左手手腕,双肘撑开平放胸前,形成一定空间保证呼吸。

(8)万一被人挤倒在地,不要惊慌,设法使身体蜷缩成球状,双手紧扣,置于颈后,保护好头、颈、胸、腹等重要脏器,侧躺在地。如有可能,设法靠近墙壁或其他支撑物,尽一切可能在最短时间内站起来。

## 2.现场救护原则

(1)踩踏事件发生后,立即报警。同时,在医务人员到达现场前,要抓紧时间用科学的方法开展自救和互救。

(2)检伤分类,先重伤后轻伤。

(3)对呼吸、心跳停止的伤病员实施心肺复苏;外伤出血给予包扎止血;骨折给予固定;脊柱骨折注意正确搬运。同时在救护中避免伤病员情绪过于激动,给予必要的人文关怀和心理援助。

## (四) 爆炸

爆炸属于我国突发公共事件分类中的第四类"社会安全事件",主要是指人为制造的恐怖事件,也有因为生产、储存、运输、使用易燃易爆物品过程中不符合安全生产要求所致的安全生产事故。

### 1.爆炸对人体的伤害

爆炸对人主要有两方面的伤害:一是爆炸力直接作用伤,即爆炸产生的高温高压、气体产物和高速飞散的各种碎片引起的损伤,如炸烧伤、炸碎伤;二是爆炸力间接作用伤,即爆炸时产生的冲击波作用于建筑物,导致门窗、玻璃和物件破碎、房屋倒塌等造成的损伤,如抛坠伤、压伤或因人群拥挤造成的踩踏伤等。

### 2.避险原则

(1)发生燃烧爆炸事故时,首先看到的是火光、闪光,应立即就地俯卧,脚朝爆炸方向。

(2)有条件时尽量躲入坚固的防护屏障后面。脸朝下,双眼紧闭,双手交叉放在胸前,额头枕于臂肘处,不裸露皮肤。

(3)选择时机迅速离开现场,即使受伤较严重,也应尽快离开危险区域。

### 3.现场救护原则

(1)及时拨打"119"火警电话和"120"急救电话。

(2)要在做好自我保护的前提下,消除危险因素的同时,迅速将伤病员从危险区域抢救到安全区。

(3)快速对伤病员进行检伤分类。对呼吸、心跳停止的伤病员立即进行心肺复苏,对各种创伤的伤病员进行急救处理,包扎或骨折固定,初步处理后尽早转送医院。

## (五) 泥石流

泥石流是指在山区或者其他沟谷深壑、地形险峻的地区,因为暴雨、暴雪或其他自然灾害引发的山体滑坡并挟带有大量泥沙以及石块的特殊洪流。泥石流具有突然性以及流速快、流量大、物质容量大和破坏力强等特点。泥石流常常会冲毁公路、铁路等交通设施甚至村镇等,造成巨大损失。

### 1.避险原则

(1)当遇到长时间降雨或暴雨时,应警惕泥石流的发生。

(2)泥石流发生前的迹象:河流突然断流或水势突然加大,并夹有较多柴草、树枝;深谷或沟内传来类似火车轰鸣或闷雷般的声音;沟谷深处突然变得昏暗,并有轻微震动感等。

(3)在山地户外游玩时,要选择平整的高地作为营地,尽可能避开陡峭的悬崖、沟壑和植被稀少的山坡,同时避开有滚石和大量堆积物的山坡下面,不要在山谷、河沟底部以及沟道处或沟内的低平处扎营。

(4)沿山谷徒步行走时,一旦遭遇大雨,发现山谷有异常的声音或听到警报时,要立即向坚固的高地或泥石流的旁侧山坡跑去,不要在谷地停留。

(5)逃生时,要抛弃一切影响奔跑速度的物品。

(6)不要在滑坡危险期未过就回发生滑坡的地区居住,以免再次滑坡发生带来危险。

### 2. 现场救护原则

1）自救

（1）沉着冷静，不要慌乱。

（2）发现有泥石流迹象，应立即观察地形，马上向与泥石流成垂直方向的山坡上面跑，跑得越快越好，绝不能向泥石流的流动方向走。发生山体滑坡时，同样要向垂直于滑坡的方向逃生，并尽快在周围寻找安全地带。

（3）当无法继续逃离时，应迅速抱住身边的树木等固定物体。

（4）遇到山体崩滑，避无可避时可躲在结实的遮蔽物下，或蹲在地坎、地沟里。注意保护好头部，可利用身边的衣物裹住头部。

（5）设法从房屋里跑出来，到开阔地带，尽可能防止被埋压。

2）互救

（1）尽可能将灾害发生的详细情况迅速报告相关政府部门和单位。

（2）做好自身安全防护工作后，参与营救其他遇险者。

（3）先救人，后救物。

（4）抢救被滑坡掩埋的人和物时，应将滑坡体后缘的水排干，从滑坡体的侧面开始挖掘。

（5）对呼吸、心跳停止的伤病员立即进行心肺复苏，对各种创伤的伤病员进行急救处理，止血、包扎或骨折固定等。

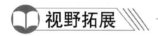 视野拓展

## 一般电气安全注意事项

（1）不要以湿手触开关或电气器具的外壳部分。

（2）地面潮湿时，应以绝缘物垫于地面，再拨动开关，以防漏电伤人。

（3）用电器尽可能保持干燥，避免水汽进入电器内部。

（4）不可用铜线代替保险丝。

（5）一处插座应避免插用多路的电气器具。

（6）耗电量较大的器具最好使用单处插座，无法避免时，应错开时间，避免同时用电。

（7）不要把电线直接插进插座用电，应使用插头。

（8）插头插进插座时，如感觉松动，应委托电务人员处理，以免接触不良造成高温引起火灾。

（9）开关面板破裂时，应委托电务人员换新，以防触电。

（10）金属外壳电气设备必须使用带接地插头以确保接地良好，电源尽可能通过漏电保护开关保护。

（11）开关跳脱后如再次合上时仍跳脱表明用电器具或线路有故障，不可再合闸，应通知电务人员检查。

（12）漏电保护开关应每月人工测试一次，以确保能正常跳脱。

（13）触摸电气器具，感到手有麻痹或刺痛感时，表明漏电，应马上通知电务人员检查。

（14）插座及电热器附近，不可放置汽油及易燃物品，以防火灾。

（15）所有电线，应视同带电物体，尽量避免触摸。

（16）电气接线完成后，应检查确认无误，方可送电。

（17）非电务人员不得擅入任何变电所及配电室，以防意外事故发生。

（18）非专业人员不可擅自修理电气设备，有异常时可联络电务人员查修。

（19）使用移动性电气器具时，应注意电线破皮和麻花缠绕，以防意外发生。

（20）必须使用有金属护罩的临时灯，以免灯泡破碎伤人。

## 用电安全操作规程

（1）电气操作人员应注意力集中，电器线路在未经测电笔确定无电前，应一律视为"有电"，不可用手触摸。不可绝对相信绝缘体，应视为有电操作。

（2）工作前应详细检查自己所用工具是否安全可靠，穿戴好必需的防护用品，以防工作时发生意外。

（3）维修线路要采取必要的措施，在开关手把上或线路上悬挂"有人工作，禁止合闸"的警告牌，防止他人中途送电。

（4）使用测电笔时要注意测试电压范围，禁止超出范围使用，电工人员一般使用的电笔，只许在500V以下电压使用。

（5）工作中所有拆除的电线要处理好，带电线头包好，以防发生触电。

（6）所用导线及保险丝，其容量大小必须合乎规定标准，选择开关时必须大于所控制设备的总容量。

（7）工作完毕后，必须拆除临时地线，并检查有无工具等漏忘在电杆上。

（8）检查完工后，送电前必须认真检查，看是否合乎要求，和有关人员联系好后方能送电，以免发生意外。

（9）发生火警时，应立即切断电源，用 $CO_2$ 灭火器或干粉灭火器或黄沙扑救，严禁用水扑救。

（10）工作结束后，工作人员必须全部撤离工作地段，拆除警告牌，所有材料、工具、仪表等随之撤离，原有防护装置要安装好。

（11）操作地段清理后，操作人员要亲自检查。

## 某地铁公司火灾应急处理与救援原则

发生火灾后，若事故发生在区间及地铁列车，由司机负责，根据需要，行车调度员安排事故区间邻近车站值班站长（或站长）到达事故现场后，由该值班站长（或站长）负责；若事故发生在车站或车辆基地，由值班站长（或站长）、基地调度员负责。

现场组织救援的原则为：采取各种措施，稳定乘客情绪、维持秩序，尽力保证乘客安全；现场责任人判明现场情况及时报告，做到"信息畅通，及时反馈"；以控制事态、减小影响为目的，动员和组织力量进行抢险。

火灾的应急处理原则如下：

（1）贯彻"救人第一，救人与灭火同步进行"的原则，积极施救。

（2）火灾发生的5min内是关键时期，灭火要把握好这个关键时期，做好两项工作：一是使用灭火器材灭火和疏散人员；二是报火警。

（3）做好个人防护，及时穿戴防烟面具、荧光服等防护用品。

（4）火灾发生后，车站行车值班员或司机应立即报告行车调度员、公安，车站视情况报"119""110""120"，报告时语言应简明扼要。

📖 任务实施与评价

**任务实施 4-1** **模拟触电现场急救实训**

**一、训练目的**

通过实训,熟练掌握在触电现场开展急救的流程和急救方法。

**二、训练内容**

(1)让触电伤病员脱离电源的方法;

(2)心跳呼吸停止的触电伤病员的抢救;

(3)电烧伤的处理;

(4)继发性损伤的处理;

(5)综合运用学习过的各种急救技能开展救援。

**三、训练要求**

(1)训练时宜穿着运动装。

(2)应使用心肺复苏模型进行心肺复苏的训练,严禁在正常人身上进行操作训练。

(3)在操作训练中要有团队意识,服从组长指挥,互相配合,提升高效、有序开展救援的能力。

**四、操作方法**

(1)创设触电情景。

(2)分组演练,组长负责指挥有序救援,做到分工明确。

(3)重点环节把握:现场环境安全与否的排查,触电者是否脱离电源,施救者有无触电危险,现场秩序的维护,呼救与抢救关系的处理,心肺复苏是否正确高效,电烧伤的处理,有无跌落等继发性损伤的检查和处理。

**任务评价 4-1**

请填写表4-1,对任务实施效果进行评价。

模拟触电现场急救考核评分表                    表4-1

| 考核项目 | 考核内容 | 评 分 | |
|---|---|---|---|
| | | 分值 | 得分 |
| 团队配合 | 组长指挥得当,各组员分工明确,现场救援高效有序 | 10 | |
| 确保安全 | 排除危险因素,确保现场环境安全,并做好个人防护 | 10 | |
| | 维护抢救现场秩序,避免无关人员的干扰 | 10 | |
| | 正确使触电者脱离电源 | 10 | |
| 呼救 | 及时正确进行呼救,引导专业救援人员快速到达现场 | 10 | |
| 救护技能 | 对呼吸心搏骤停者进行正确高效的心肺复苏 | 30 | |
| | 电烧伤的正确处理 | 10 | |
| | 继发性损伤的正确处理 | 10 | |

总分:

**任务实施 4-2**　**模拟溺水现场急救实训**

**一、训练目的**

通过实训,熟练掌握在溺水现场开展急救的流程和急救方法。

**二、训练内容**

(1)正确呼救;

(2)水中救援的方法;

(3)岸上救援的方法;

(4)体位的摆放;

(5)综合运用学习过的各种急救技能开展救援。

**三、训练要求**

(1)训练时宜穿着运动装。

(2)应使用心肺复苏模型进行心肺复苏的训练,严禁在正常人身上进行操作训练。

(3)在操作训练中要有团队意识,服从组长指挥,互相配合,提升高效、有序开展救援的能力。

**四、操作方法**

(1)创设溺水情景。

(2)分组演练,组长负责指挥有序救援,做到分工明确。

(3)重点环节把握:涉水救援的安全性及注意事项,岸边救援方法的可行性,现场秩序的维护,呼救与抢救关系的处理,心肺复苏是否正确高效,落水者体位的摆放, 有无保暖的措施,如有出血、骨折是否有相应的处理。

**任务评价 4-2**

请填写表 4-2,对任务实施效果进行评价。

模拟溺水现场急救考核评分表　　　　　　　　　表 4-2

| 考核项目 | 考核内容 | 评　分 | |
|---|---|---|---|
| | | 分值 | 得分 |
| 团队配合 | 组长指挥得当,各组员分工明确,现场救援高效有序 | 10 | |
| 确保安全 | 排除危险因素,确保现场环境安全,并做好个人防护 | 10 | |
| | 维护抢救现场秩序,避免无关人员的干扰 | 10 | |
| | 确保涉水救援的安全性、岸边救援的可行性 | 10 | |
| 呼救 | 及时正确进行呼救,引导专业救援人员快速到达现场 | 10 | |
| 救护技能 | 溺水者体位的正确摆放 | 10 | |
| | 对呼吸心搏骤停者进行正确高效的心肺复苏 | 20 | |
| | 适当的保暖措施 | 10 | |
| | 其他损伤的正确处理 | 10 | |

总分:

# 常见急症与急性中毒的应急救护

　　常见急症是日常生活中经常遇到而且发病较急的一类疾病，这类疾病如果未及时处理，往往可导致严重后果。急性中毒也常常起病急骤，症状严重，病情变化迅速，不及时治疗常危及生命。为了挽救更多的生命，掌握正确的应急救护知识是非常重要的。

　　轨道交通的服务对象年龄跨度大、身体状况各异，旅途中情况多变，各种急症时有发生，工作人员掌握常见急症与急性中毒的应急救护是必要的。

　　本任务需要学习者掌握常见急症和急性中毒的含义、病因，相关疾病的症状及现场救护原则等。

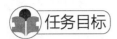 **任务目标**

（1）熟练掌握急性心肌梗死、脑血管意外、猝死现场急救原则；掌握鼻出血、癫痫发作的现场急救原则；熟练掌握一氧化碳中毒、酒精中毒、犬咬伤的现场救护措施；掌握休克、昏迷、晕厥的现场急救原则；了解其他急症的现场处理原则。

（2）了解常见急症发生的原因；了解急性中毒的含义；熟悉休克、意识障碍、低血糖昏迷、晕厥的症状；熟悉一氧化碳中毒、酒精中毒、食物中毒的症状；掌握急性心肌梗死、脑血管意外的症状。

（3）培养良好的职业素养，具备冷静、镇定、果断、灵活、机智地应对各种突发情况的心理素质和能力；具有良好的团队意识和沟通协调能力；在工作中践行社会主义核心价值观，具有高度的安全意识和对自己及人民生命高度负责的精神。

**任务分组**

建议学习者组建学习小组，共同完成相关任务。

| 姓　　名 | 学　　号 | 分　　工 | 备　　注 | 学 习 计 划 |
|---|---|---|---|---|
|  |  |  | 组长 |  |
|  |  |  |  |  |

**情境引入**

**情境1：**某天早高峰期间，一名42岁女乘客在某地铁×号线的某站内突然晕厥，地铁工作人员迅速将女乘客抬至站台上平躺，并拨打了急救电话。随后，急救医生赶到对其进行了检查，初步判定为心脑血管疾病突发导致晕厥，随即送往医院进行抢救。

**情境2：**李阿姨的儿子考上大学后在北京安家落户，李阿姨风尘仆仆地从老家赶往北京，为了省钱坚持坐火车硬座。就这样整整坚持了18个小时，终于听到北京站的报站声，李阿姨喜出望外，捶了捶酸麻的双腿艰难地站起身来，正要去整理行李架上的包裹，却突然眼前漆黑、胸口阵痛，歪倒在一边……李阿姨被救护车快速送至北京医院心内科，最终确诊为肺栓塞。经过抢救之后，李阿姨脱离了生命危险。但是因为此次栓塞较重，她不得不长期住院治疗。

**思考：**（1）如果你在情境1的现场，在等待救护车到来之前，你该如何救治该乘客？

（2）坐长途火车时，应如何避免出现情境2中李阿姨所发生的肺栓塞？

**任务准备** - - - - - - - - - - - - - - - - - - - - - <sub>红十字救护员证考核训练题</sub>

**引导问题1** 下列关于狗咬伤处理的说法中正确的是（　　　）。

A．稍有出血应立即止血　　　　　B．用肥皂水冲洗伤口

C．加压包扎　　　　　D．只冲洗伤口表面

**引导问题2** 急性心肌梗死发作时不应该（　　　）。

A．活动　　　　　B．就地安静休息

C. 拨打"120"                                    D. 必要时吸氧

**引导问题3** 以下是预防旅行途中发生肺栓塞的方法,错误的是(    )。

A. 旅行前咨询医生是否适合旅行,或应采取什么特殊预防措施

B. 多伸缩下肢,牵动全身活动

C. 少饮水

D. 多做深呼吸

**引导问题4** 下列关于一氧化碳中毒处理的说法中错误的是(    )。

A. 打开门窗通风                                B. 关闭煤气阀

C. 就地进行心肺复苏                          D. 在医院可进行高压氧治疗

**引导问题5** 判断正误:被毒蛇咬伤后应迅速跑到医院进行治疗,避免加速毒素的吸收和扩散。                                                                          (    )

**引导问题6** 判断正误:癫痫发作的病人,应该用力按压病人肢体,制止抽搐,以免骨折。                                                                                (    )

**引导问题7** 判断正误:失语和吐字不清是脑卒中的常见症状之一。        (    )

**引导问题8** 判断正误:过敏可能导致休克。                              (    )

**引导问题9** 判断正误:急性酒精中毒已经昏迷时,应该进行催吐。        (    )

**引导问题10** 判断正误:晕厥患者清醒后不要急于起床,以避免引起再次晕厥。                                                                                        (    )

 **基础知识与技能**

## 一  常见急症的现场应急救护

(一)休克

**1.定义**

休克是由于机体有效循环血量锐减,组织血流灌注广泛、持续、显著减少,致全身微循环功能不良,代谢紊乱,生命重要器官严重障碍的综合症候群。所谓有效循环血量,是指单位时间内通过心血管系统进行循环的血量。

**2.分类**

(1)心源性休克:由于心脏排血功能急剧减退所致。心源性休克可以由心肌病变、心律失常、慢性心力衰竭等原因引发。

(2)低血容量性休克:由大量失血、失液、大面积烧伤、严重创伤等引起。

(3)过敏性休克:由人体对某些生物性或化学性物质产生的速发型变态反应所致。

(4)感染性休克:主要由细菌产生的毒素引起,也可由真菌、病毒等引起。

(5)神经源性休克:常由外伤、剧痛、脊髓损伤或麻醉意外等原因导致。

**3.症状**

休克的临床表现为血压下降,四肢厥冷,面色苍白,口唇发绀,心跳加速,呼吸急促,少尿或无尿,如果不及时进行抢救,会出现多器官功能衰竭,有生命危险。

**4.现场救护原则**

(1)平卧位,下肢应略抬高,以利于静脉血回流;有呼吸困难者需将头稍抬高。

(2)保持呼吸道通畅,尤其是休克伴昏迷者。无脊柱损伤的病人,可将病人颈部垫高,下颌抬起,使头部后仰,同时头偏向一侧,以防呕吐物和分泌物误吸入呼吸道。

(3)吸氧,有条件者可予吸氧。

(4)止血,失血性休克的患者,可以现场进行止血等措施。

(5)注意给体温过低的休克病人保暖。但伴发高烧的感染性休克病人应给予降温。

(6)拨打急救电话,尽快转送医院治疗。

### (二)意识障碍

**1.定义**

意识是指机体对自身和周围环境的感知,以及对内外环境中的刺激作出有意义应答反应的能力,这种应答能力减退或消失就会产生不同程度的意识障碍。意识障碍可以是觉醒程度异常也可以是意识内容异常。

**2.症状**

1)以觉醒程度改变为主的意识障碍

(1)嗜睡:意识障碍的早期表现,患者经常入睡,能被唤醒,醒来后意识基本正常,停止刺激后继续入睡。

(2)昏睡:患者处于较深睡眠,一般外界刺激不能被唤醒,不能对答,较强烈刺激可有短时意识清醒,醒后可简短回答提问,当刺激减弱后很快进入睡眠状态。

(3)昏迷:任何刺激均不能被唤醒,可有无意识的活动。可分三度:浅昏迷,随意活动消失,对疼痛刺激有反应,各种生理反射存在,体温、脉搏、呼吸多无明显改变;中度昏迷,对外界一般刺激无反应,强烈疼痛刺激可见防御反射活动,角膜反射减弱或消失,呼吸节律紊乱;深昏迷,随意活动完全消失,对各种刺激皆无反应,各种生理反射消失,可有呼吸不规则、血压下降、大小便失禁、全身肌肉松弛、去大脑强直等。

2)以意识内容改变为主的意识障碍

有些患者的时间、空间及人物定向明显障碍,思维不连贯,常答非所问,有些患者注意力涣散,言语错乱。

**3.现场救护原则**

(1)保持呼吸道通畅,解开患者衣领,清除患者口腔和鼻腔内分泌物。当患者出现昏迷时,应立即把头放低,并将其头转向一侧,便于口涎外流。

(2)吸氧,有条件的可予吸氧。积极处理并发症,如外伤出血,应及时止血。

(3)及时送往医院,尽快送到医院确定诊断,尽早针对病因进行抢救和治疗。

(4)心肺复苏,监测患者呼吸、脉搏、血压、体温等生命体征,对呼吸、心跳停止的患者立即进行心肺复苏。

### (三)低血糖症

**1.定义**

低血糖症是一组由多种病因引起的血浆(或血清)葡萄糖水平降低,并足以引起相应症状和体征的临床综合征。由低血糖导致的昏迷称为低血糖昏迷。低血糖时中枢神经缺氧,昏迷时间过久会导致不可逆脑损害,甚至死亡,因而低血糖昏迷必须紧急处理。

### 2. 症状

低血糖一般主要表现为大汗、饥饿感、心慌、颤抖、脸色苍白、乏力、恶心呕吐、四肢发冷、口唇及舌麻木等,情况严重还可出现精神不集中、反应迟钝、躁动不安、认知障碍、性格改变、抽搐、神志改变甚至昏迷等。

### 3. 现场救护原则

低血糖治疗不及时易导致晕倒。怀疑低血糖时应立即测定血糖水平,无法测定血糖时要暂时按低血糖来处理。

(1)意识清醒者,卧床休息,迅速补充葡萄糖。在低血糖发作的当时,能自己进食的低血糖患者,应立即给予任何含糖较高的物质,如糖果、饼干、含糖果汁等。

(2)低血糖后意识不清者,不要给其喂食物,按昏迷患者处理,并立即送医院治疗。

### (四)晕厥

### 1. 定义

晕厥是由各种原因导致一过性脑供血不足引起的意识障碍。其特点为发生迅速,具有一过性、自限性,并能够完全恢复。临床上导致晕厥的病因很多,机制较为复杂,常见的原因有脑源性晕厥、心源性晕厥、神经反射性晕厥及低血糖、低血压、严重贫血等导致的晕厥。

### 2. 症状

患者突然感到头昏、恍惚、视物模糊或两眼发黑、四肢无力,这就是晕厥先兆;随之意识丧失,摔倒或软倒在地,数秒钟至数分钟内即恢复如常,有的患者短时间以内可有全身乏力感。晕厥时心率减慢或增快,血压下降,面色苍白,可出冷汗。晕厥基本上都于站位或坐位发生,如于卧位发生应注意是否患有心脑血管病,如心律失常、短暂性脑缺血发作或癫痫。

### 3. 现场救护原则

(1)立即将患者置于平卧位,取头低脚高位,解开患者衣领及过紧衣服,松开腰带,注意保暖。

(2)保持呼吸道通畅,如患者有呕吐,应将其头偏向一侧,以免呕吐物吸入气管或肺部引起窒息或吸入性肺炎,保持室内空气流通清新。

(3)如不见好转,应及时拨打急救电话。

(4)晕厥患者清醒后不要急于起床,以避免再次引起晕厥。

### (五)急性心肌梗死

### 1. 定义

急性心肌梗死是冠状动脉急性、持续性缺血缺氧所引起的心肌坏死。患者多发生在冠状动脉粥样硬化狭窄基础上,由于某些诱因致使冠状动脉粥样斑块破裂,血中的血小板在破裂的斑块表面聚集,形成血块(血栓),突然阻塞冠状动脉管腔,导致心肌缺血坏死;另外,心肌耗氧量剧烈增加或冠状动脉痉挛也可诱发急性心肌梗死,常见的诱因有过劳、情绪激动、暴饮暴食、寒冷刺激、便秘、吸烟、大量饮酒。

### 2.症状

多数患者都有心绞痛的病史,近期加重或频繁发作。起病急骤,突然发生胸骨后或心前区剧烈压榨性疼痛,持续时间长,且大汗淋漓,伴有烦躁不安、恐惧或濒死感。有时疼痛可放射到左肩和左上肢。亦可表现有恶心、呕吐、腹痛、腹泻等症状。常危及生命。

### 3.现场救护原则

(1)心肌梗死急性发作时患者应该就地绝对安静休息,不要走动,全身放松,采取舒适的体位,如卧位、半卧位及坐位等。安静休息,就地组织抢救,尽量减少搬动病人。室内保持安静,切不可啼哭喊叫,以免刺激病人加重病情。

(2)立即拨打急救电话,与急救中心取得联系,并且强调需要带除颤器的救护车,记录好发病时间。

(3)在等待救护车期间,解松领扣、裤带,在有些情况下,可以协助患者吸氧,同时可以正确协助患者服用药物,如硝酸甘油(注意监测血压,低血压者不能服)、阿司匹林(注意过敏者、出血倾向、消化性溃疡患者不能服用)。注意保暖。

(4)患者已经发生了心搏骤停,立即进行心肺复苏。

## (六)猝死

### 1.定义

世界卫生组织(WHO)对猝死的定义是"平素身体健康或貌似健康的患者,在出乎意料的短时间内,因自然疾病而突然死亡即为猝死。"

临床上猝死可分为两大类,即心源性猝死和非心源性猝死。心源性猝死也称心脏性猝死,指由于心脏原因导致的患者突然死亡。心脏性猝死在所有猝死患者中占绝大多数,其中最常见的病因是冠心病猝死,见于急性冠脉综合征(包括急性心肌梗死和不稳定心绞痛)。其他心脏疾病如心肌炎、肺心病、风心病、高血压性心脏病、心肌病等也可能导致猝死的发生。

非心源性猝死也称非心脏性猝死,指患者因心脏以外的疾病导致的突然死亡,常见的主要疾病包括呼吸系统疾病如肺梗死、支气管哮喘,神经内科疾病的急性脑血管病(如脑出血),消化系统疾病如急性出血坏死性胰腺炎等。此外还有主动脉夹层、严重的电解质紊乱(如内源性高血钾)等。

### 2.症状

患者主要表现为意识突然丧失,常出现短时间的抽搐,心搏骤停,大动脉搏动消失,呼吸停止。

### 3.现场救护原则

(1)迅速判断患者的意识、呼吸及循环体征等。

(2)一旦呼吸心跳停止,立即进行心肺复苏。

(3)迅速拨打急救电话,启动 EMSS 系统。

## (七)脑血管意外

### 1.定义

脑血管意外又称中风、卒中,是由于脑局部血液循环障碍所导致的神经功能缺损综合征,起病急,病死和病残率高,为中老年人主要死因之一。抢救方法很关键,若不得法,则会加重病情。脑卒中可分为出血性卒中和缺血性卒中两大类。出血性卒中包括脑出血、蛛网膜下腔出血;缺血性卒中包括脑梗死、脑栓塞及短暂性脑缺血发作。脑出血多发生在情绪激动、过量饮酒、过度劳累后,因血压突然升高导致脑血管破裂,脑梗死常发生在睡眠后安静状态下。

### 2.症状

脑血管意外的常见症状有:

（1）肢体麻木,突然感到一侧面部或手脚麻木,有的为舌麻、唇麻。

（2）运动和语言障碍,常有一侧肢体瘫痪,失语、吐字不清或讲话不灵。

（3）口眼歪斜。

（4）头痛、呕吐。

（5）意识障碍,轻者烦躁不安、意识模糊,重者昏迷。

（6）单眼或双眼视物困难,眩晕、失去平衡或协调能力。

### 3.现场救护原则

（1）安静卧床,有条件的可吸氧。

（2）保持呼吸道通畅,松开领扣,头偏向一侧,防止口腔分泌物流入气道,以保持呼吸道通畅。

（3）观察患者意识、呼吸、脉搏、血压、体温等体征,对呼吸、心跳停止的患者立即进行心肺复苏。

（4）暂时限制患者进水、进食。

（5）拨打急救电话,急送就近医院救治,转送途中尽量减少振动,记录好发病时间。

## (八) 癫痫

### 1.定义

癫痫发作是由脑部神经元的异常过度放电引起的一种急性、阵发性的大脑功能紊乱。癫痫发作常表现为肢体抽搐。抽搐是指肌肉不自觉的收缩、伸展症状。引起抽搐的病因有很多,归纳起来主要有两种疾病:一种是脑部疾病;另一种是全身疾病,常见的有缺钙、高烧等,此外,某些少见情况,如猝死、破伤风、狂犬病,也可以出现抽搐。在生活中最常遇到的抽搐还是脑部疾病造成的,患者在发作时会出现神志不清、四肢抽搐,甚至会咬伤舌头、跌倒骨折,如果处置不当,会对患者的健康和以后的生活造成不良影响,因此必须科学有效地处理。

### 2.现场救护原则

（1）癫痫发作开始,应立即扶住患者,将患者转移到安全的地方（观察周边环境是否安全,在安全的前提下,最好选择平地,及时取下患者眼镜,祛除周围环境的硬物以及石头等容易带来危险的物品）,平放地上,头部垫毛巾、衣物等柔软的物品,关节软物包裹,防止摔倒、碰伤。

（2）解开其领带、胸罩、衣扣、腰带,保持呼吸道通畅。如果有假牙的话,要及时把假牙取出来,防止假牙进入气道。

（3）让患者的头偏向一侧,有利于呕吐物以及唾液到口外,防止误吸入肺部引起窒息。

(4)抽搐时,不要用力按压病人肢体,以免造成骨折或扭伤。不要往患者口中放任何物体,不要试图喂水、喂药和其他食物,尤其不要将手指放到患者口中。千万不要强制掰开患者的嘴。

(5)发作过后,尽可能减少不必要的刺激,让患者适当休息,有条件者可予吸氧气。

(6)已摔倒在地的患者,应检查有无外伤,如有外伤,应根据具体情况进行处理。

(7)持续性的抽搐不止,超过5min还没有得到缓解,或者几分钟之内多次发作,说明癫痫一直处于持续状态,非常危险,应及时送到医院进行抢救。

(8)小儿惊厥(类似癫痫发作)以高烧引起的多见,这时应尽快地把体温降下来,有利于防止再次发生惊厥,并应尽快送到有儿科的医院进一步检查治疗。

(9)在救治中救治者还需要做好自我防护,尽量避免接触患者的体液、血液,以免被传染。注意患者肢体抽动的方向,避免打到自己。急救后需要洗手,更换衣服。

### (九)鼻出血

#### 1.定义

鼻出血是指鼻腔黏膜血管受到破坏后,血液从鼻孔流出,是临床常见的症状之一,可由各种外力因素引起,也可由鼻部或全身疾病所致。鼻出血多为单侧,少数情况下可出现双侧鼻出血;出血量多少不一,轻者仅为涕中带血,重者可引起失血性休克,反复鼻出血可导致贫血。

#### 2.现场救护原则

(1)首先要保持镇定,帮助患者减轻恐惧、紧张的情绪。

(2)让患者坐下,身体稍向前倾,张开嘴巴,用嘴呼吸。注意:仰头止血的方法不可取。把头仰起来,容易使血倒流,一旦倒流至咽喉、食管、气管,甚至胃部,会刺激到黏膜,很容易引起不适、恶心,甚至引发呕吐,若出血量大,还可能有窒息的危险。

(3)手指捏住鼻翼两侧,朝后脑勺方向挤压5~10min,以稍有痛感为宜;若还出血,可稍微移动一下捏的位置,直到血止住。如果不能止血,可将卷紧的干净纱布或棉花条塞入患者的鼻孔,并用食指和拇指紧紧捏住两侧鼻翼,以压迫止血。注意:纱布、棉花条要露出少许,以便医生取出。

(4)保证室内湿度有50%左右,避免因为空气干燥继续出血。

(5)若血流不止,或频繁流鼻血,建议立即就医。

### (十)紧急分娩

#### 1.定义

孕妇在无法预期的时间或地点,且无法安排及时到达医院即开始分娩称为紧急分娩。分娩是胎儿脱离母体成为独立存在的个体的这段时期和过程。分娩的全过程共分为3期,也称为3个产程。第一产程,即宫口扩张期,阵痛开始至子宫颈全开。初产妇8~14h,经产妇6~8h。第二产程,即胎儿娩出期,子宫颈全开至胎儿娩出。初产妇30min~2h;经产妇5min~1h。第三产程,胎盘娩出期,胎儿娩出至胎盘娩出。初产妇及经产妇10~15min,不应超过30min。

**2.现场救护原则**

孕妇在接近临产期时,突然出现腹部阵痛,初起时疼痛持续时间约30s,疼痛间歇期约10min,随着产程进展,疼痛持续时间逐渐延长,间歇期逐渐缩短。这是子宫肌肉节律性收缩引起的疼痛,是临产的重要标志之一。此外,阴道有血性液体流出也是临产的重要征象。此时,若没有医务人员在场或短时间内无法将产妇送往医院,应按下列方法进行处理:

(1)立即打电话呼叫医生或救护车赶往现场。

(2)让产妇仰卧在干净的卧具上,双膝弯曲、分开。采用胸式浅呼吸法,以减轻腹部阵痛。

(3)救助者为接生婴儿做好准备,将结扎脐带用的丝线、剪刀用酒精或白酒浸泡消毒;救助者本身洗净双手并用酒精或白酒消毒。

(4)子宫收缩规律有力时,应做好接产准备。先为产妇会阴部及大腿内上三分之一处清洗消毒。产时,先协助胎头娩出,用毛巾清洁婴儿的面部黏液,再协助胎肩和身体娩出,动作要轻柔。

(5)胎儿娩出后一定会啼哭,若不啼哭,多因嘴里有羊水,应及时用吸管清除新生儿口腔、鼻腔的黏液和羊水,以免发生吸入性肺炎。若仍无哭声,可用手拍打新生儿足底促其啼哭。新生儿大声啼哭,表示呼吸道已通畅。若新生儿无呼吸,要立即进行口对口鼻人工呼吸。

(6)通常在胎儿娩出1~2min后,脐带不搏动时,在距婴儿腹部数厘米处用消毒线结扎脐带,除非特殊情况,最好等医生来切断脐带。切断脐带前,还要在靠近母亲这边距第一道结扎线一寸多的地方,再用线结扎一道,打好死扣。在两道结扎结的中间把脐带切断,并用消毒布包扎脐带断头。

(7)胎盘多在15~30min内娩出,若时间过长仍未娩出,不要强行拉出,而应将产妇送往医院治疗。

(8)接产时要注意无菌操作,为防止新生儿得破伤风。

**(十一)旅行性精神障碍**

**1.定义**

旅行性精神障碍是旅行者在旅途中(铁路、公路、水路,或空中旅行等)出现的一种突发性精神障碍。此病在铁路列车旅客中多见,并可能导致恶性伤人事件。患者发病前受到精神应激、躯体过度疲劳、过分拥挤、慢性缺氧、睡眠缺乏、营养过分缺乏等因素的综合作用,从而导致其精神、身体功能对环境变化的调节适应能力失常,最终出现精神崩溃、反应失度的急性精神障碍。病程短暂,停止旅行与充分休息后,数小时至1周内自行缓解。

**2.症状**

旅行性精神障碍的症状完全符合急性短暂性精神病性障碍的特点,其表现形式多样,包括:

(1)定向障碍(地点定向障碍、时间定向障碍、人物定向障碍、自我定向障碍等);

(2)感知觉障碍(错觉、幻听、幻视、幻嗅、幻味等);

(3)思维障碍(被害妄想、关系妄想等);

(4)情绪障碍(紧张、焦虑、恐惧、抑郁、哭泣、痴笑等);

(5)言语障碍(言语凌乱、理解困难、无法有效交谈等);

(6)行为障碍(冲动伤人、毁物、跳车、自伤自残、自杀、无目的行为等);

(7)注意及记忆障碍(注意力涣散、迷茫、遗忘等)。

### 3.现场救护原则

启程前必须做好充分的准备,如备足食物、水,整理好行装,计划好行程,购好车票,临行前充分休息,养精蓄锐,切忌在准备不足的情况下仓促上路。有精神病史的人最好不要在客流高峰时出远门旅行,以免旧病复发。如果一定要出行,最好两人以上同行,并适当备上药品应急。乘车途中要经常活动肢体,在停站时可以下车透气。在旅行途中,不妨多与身边的旅客闲谈,主动排遣旅途生活带来的焦虑情绪。出现身体特别紧张和不适时,可用深呼吸让自己急躁或焦虑的心情平静下来,必要时可向列车工作人员求助。铁道部门要严格控制或消除列车严重超员现象,这是预防旅行性精神病的关键。同时,在超员较多的长途列车的硬座车厢内,应安装良好的通风设备,以换新鲜空气。

如已发生症状,应采取如下救护措施:

(1)主动向乘务员反映有头昏、紧张、焦虑不安等表现。对这样的旅客,乘务员和同行人员除耐心安慰外,应改善患者所处的旅行环境或条件,使其充分休息,并注意观察,由专人监护。

(2)当患者出现恐怖性幻觉、错觉、被害妄想或有冲动性行为时,易出现自杀、自残和伤人行为,必须进行隔离保护。必要时用保护带约束患者,但要注意捆扎部位不可太紧,以防肢体由于血供不足而受损。半小时查看一次,并定时给患者喂食物。必要时就近停止旅行,并护送至医院给予治疗。

## (十二)肺栓塞

### 1.定义

肺栓塞是体循环的各种栓子脱落阻塞肺动脉及其分支引起肺循环障碍的临床病理生理综合征。最常见的肺栓子为血栓,由血栓引起的肺栓塞也称肺血栓栓塞。患者突然发生不明原因的虚脱、面色苍白、出冷汗、呼吸困难、咳嗽、胸痛、肩痛、颈部痛、心前区及上腹痛等,甚至晕厥、咯血,并有脑缺氧症状,如极度焦虑不安、倦怠、恶心、抽搐和昏迷。

除了重大创伤、大手术、孕妇生产和癌症患者等可能出现肺栓塞之外,乘坐飞机火车、驾车、上网、玩游戏、打牌打麻将等"久坐不动"的正常人也可能引起肺栓塞。

火车、飞机上空间狭小,不便于活动身体。如果再因为怕上厕所、怕麻烦而不敢喝水,会引起血流变慢,血液变黏稠,血液淤滞。时间一长,从盆腔到下肢深静脉的血液逐渐凝结成血栓。形成深静脉血栓后,开始行走活动时,腿部肌肉收缩促使淤滞的静脉血液回流,脱落的血栓将随血流被带到右心室进入肺动脉,堵塞肺动脉引发阻塞。

### 2.预防旅行途中发生肺栓塞的方法

有各种高危因素者,旅行前应向医生咨询是否适合旅行,或应采取什么特殊预防措施,如穿长弹力袜、带口服抗凝药等。乘坐长途飞机、火车、游船宜经常伸缩下肢,牵动全身活动,多做深呼吸,每隔1h走动一下,切忌静坐入睡,同时还应该多喝水。

如果在旅行中突然出现了下肢肿胀疼痛,很有可能深静脉形成了血栓,应尽快到血管外科就诊,以免耽误病情,造成后遗症或危及生命。

## 二 常见急性中毒及动物咬伤的急救

急性中毒是指毒物短时间内经皮肤、黏膜、呼吸道、消化道等途径进入人体,使机体受损并发生器官功能障碍。急性中毒起病急骤,症状严重,病情变化迅速,不及时治疗常危及生命,必须尽快作出诊断与急救处理。

毒物是指在一定条件下,较小剂量就能够对生物体产生损害作用或使生物体出现异常反应的外源化学物。毒物的范围很广,如药物、食物、动植物、工农业中的化学物品、生活中使用的消毒防腐剂、化妆品、杀虫剂等,可以是固体、液体和气体。一些毒物对人体有剧烈毒性,如氰化物、有机磷等。另一些毒物则在一定条件下才具备毒性,如食物、药物、维生素、氧等在平时不具备毒物特性,而在过量应用或与其他物质作用后才产生毒性。

### (一)一氧化碳中毒

一氧化碳中毒是含碳物质不完全燃烧时的产物经呼吸道吸入引起的中毒。

#### 1.机理

一氧化碳是无色、无味、无臭、无刺激性气体,其与血红蛋白的亲和力比氧与血红蛋白的亲和力高 200~300 倍,所以一氧化碳极易与血红蛋白结合,形成碳氧血红蛋白,而使血红蛋白不能与氧气结合,丧失了携氧的能力和作用,造成组织窒息。对全身的组织细胞均有毒性作用,尤其对大脑皮质的影响最为严重。

#### 2.症状

(1)轻度中毒:头痛、眩晕、心悸、恶心、呕吐、四肢无力,一般意识清醒。中毒时间短,血液中碳氧血红蛋白为 10%~20%。脱离中毒环境,吸入新鲜空气后,症状迅速消失,一般不留后遗症。

(2)中度中毒:除上述症状外,皮肤和黏膜呈现特有的樱桃红色,可出现虚脱或昏迷。中毒时间稍长,血液中碳氧血红蛋白为 30%~40%。如抢救及时,一般无后遗症状。

(3)重度中毒:深昏迷,各种反射消失,大小便失禁,四肢厥冷,血压下降,呼吸急促,会很快死亡。中毒时间长或在短时间内吸入高浓度的一氧化碳,血液碳氧血红蛋白浓度常在 50% 以上,预后差。

(4)后遗症:一般昏迷时间越长,预后越严重,常留有痴呆、记忆力和理解力减退、肢体瘫痪等后遗症。

#### 3.现场救护原则

(1)确保安全。评估现场是否安全,排除险情,做好自我保护。进入室内时严禁携带明火,尤其是开放煤气自杀的情况,室内煤气浓度过高,按响门铃、打开室内电灯产生的电火花均可引起爆炸。

(2)加强通风。立即打开门窗通风,如能发现煤气来源并能迅速排除的,则应同时控制,如关闭煤气开关等,但绝不可为此耽误时间,因为救人更重要。

(3)使患者尽快脱离现场。迅速将患者转移至空气新鲜流通处,平卧休息,对神志不清者应将头偏向一侧,确保呼吸道通畅,保持安静并注意保暖。

(4)心肺复苏。呼吸心跳停止的患者立即进行心肺复苏。

(5)呼叫救护车。迅速送往有高压氧治疗条件的医院。

### (二)急性酒精中毒

急性酒精中毒是由于一次饮入过量的酒精或酒类饮料引起的中枢神经系统由兴奋转为抑制的状态,表现为一系列的中枢神经系统症状,并对肝、肾、胃、脾、心脏等人体重要脏器造成伤害,严重的可以导致死亡。

#### 1.症状

急性酒精中毒的表现一般可分为3期。

(1)兴奋期:饮入一定量酒后,患者开始出现兴奋,情绪极端不稳定,言语增多,有时粗鲁无礼,面色苍白或潮红,眼结膜充血,头晕。

(2)共济失调期:表现为动作笨拙、步履蹒跚、语无伦次、言语含糊不清。

(3)昏睡期:表现为面色苍白、口唇微紫、皮肤湿冷,心率增快、呼吸缓慢,血压下降、昏睡,过程中常出现呕吐,如现场无人照顾,很可能出现误吸;重者瞳孔散大、抽搐、休克甚至昏迷,如未进行及时抢救可能导致患者死亡。

#### 2.现场救护原则

(1)轻度中毒者,可以侧卧位休息,保持安静,避免受凉。防止摔倒或被呕吐物窒息。

(2)轻度中毒者,可给予糖盐水口服。

(3)若是轻度中毒者,可以进行催吐;但如果进入昏迷状态,禁止催吐或口服洗胃。

(4)如果中毒者出现烦躁、昏睡不醒、抽搐、呼吸微弱,应及时拨打急救电话,立即送往医院抢救。

### (三)细菌性食物中毒

食物中毒包括细菌性食物中毒、化学性食物中毒、动植物性食物中毒和真菌性食物中毒。其中,细菌性食物中毒是最常见的,肉类、蛋类、奶类、水产品、海产品、家庭自制的发酵食物等均可引起细菌性食物中毒。

#### 1.症状

细菌性食物中毒患者发病前有进食不洁食物史,常在进食数小时后发病,感染菌种不同,发病潜伏期也不同;临床症状大致相似,以急性胃肠炎症状为主,起病急,有恶心、呕吐、腹痛、腹泻等,腹痛多为上中腹部持续或阵发性绞痛,呕吐多为胃内容物,葡萄球菌感染呕吐较剧烈。腹泻严重者可导致脱水、酸中毒,甚至休克。

#### 2.现场救护原则

(1)平时一定要注意饮食卫生,不吃不干净或腐败变质的食物,不吃来路不明的食物。

(2)一旦发生食物中毒,最好立刻到医院就诊,不要自行乱服药。

(3)保护现场,收集中毒者的呕吐物、剩余毒物、排泄物标本。

(4)即使病情较轻,也应认真对待。

## (四)蛇咬伤

蛇是变温动物,夏秋季是蛇类活动的黄金季节。蛇在我国各地均有分布,但南方和沿海地区居多,咬伤部位主要集中在四肢。蛇毒成分比较复杂,一般分神经毒、血循毒和肌肉毒等。金环蛇、银环蛇、海蛇毒液以神经毒为主;蝰蛇、五步蛇、竹叶青、烙铁头毒液以血循毒为主;眼镜蛇、眼镜王蛇、蝮蛇毒液兼有神经毒和血循毒(混合毒)。此外,海蛇和眼镜蛇还有非常强烈的肌肉毒。

蛇咬伤发病急、病程短,如未得到及时救治易致严重并发症,甚至死亡。因此,快速、准确、有效的急救处理是救治蛇咬伤患者的一个不可忽视的重要环节。

### 1.症状

毒蛇咬伤局部可见两个较大而深的毒牙咬痕,如只有 2 行或 4 行锯齿状浅小牙痕多属无毒蛇咬伤。

神经毒类毒蛇咬伤的局部症状不明显,或仅有轻微的痛、肿和麻痒感,牙痕小且不渗液;全身症状表现为四肢无力、言语不清、吞咽困难、眼睑下垂、复视、呼吸浅慢、窒息感、瞳孔对光反射消失、昏迷,危重者甚至出现自主呼吸停止和心搏骤停。

血循毒类毒蛇咬伤致局部出现明显的肿胀、疼痛、伤口出血、皮下瘀斑,全身各部位如鼻腔、牙龈、巩膜、尿道、消化道甚至脑部均可出血。严重者出现急性肾衰竭、血压下降、休克等。

肌肉毒可通过使肌细胞溶解、蛋白水解,引起组织坏死。眼镜蛇的肌肉毒主要引起局部组织坏死;海蛇的肌肉毒则能破坏全身骨骼肌细胞,引起骨肉疼痛、无力、高钾血症和急性肾损伤。

混合毒可同时含有神经毒素、血循毒素和(或)肌肉毒素损害的表现,但主次有不同。

### 2.现场救护原则

(1)被毒蛇咬伤后不要惊慌、乱跑,避免加速毒素的吸收和扩散。尽量全身完全制动,尤其受伤肢体制动,可用夹板固定伤肢以保持制动,受伤部位相对低位(保持在心脏水平以下)。

(2)祛除受伤部位的各种受限物品,如戒指、手镯、手表、脚链、鞋等,以免因后续的肿胀导致无法取出,加重局部伤害。

(3)神经毒类毒蛇咬伤肢体后,可用绷带进行加压包扎,用绷带由伤口的近心端向远心端包扎,松紧度以可插入一个手指为准。最好暴露指(或趾)尖以利观察肢体血供。需要注意的是,绑扎会加重对富含肌肉毒的毒蛇(如眼镜蛇)咬伤所致的局部损害,此类毒蛇咬伤,一般不主张绷带结扎。

(4)立即拨打急救电话,迅速送往有条件的医院救治。

(5)不可饮用酒、浓茶、咖啡等兴奋性饮料。

(6)尽量记住蛇的基本特征,如蛇形、蛇头、蛇体和颜色,有条件时最好拍摄致伤蛇的照片。

(7)如患者恶心、有发生呕吐风险者,应将伤病员置于侧卧位;密切观察气道和呼吸,如意识丧失、呼吸心跳停止,立即进行心肺复苏。

### (五)犬咬伤

犬咬伤可能导致狂犬病。狂犬病是狂犬病毒所致的急性传染病,人兽共患,多见于犬、狼、猫等肉食动物,人多因被病兽咬伤而感染。临床表现为特有的恐水、怕风、咽肌痉挛、瘫痪等。因恐水症状比较突出,故此病又名恐水症。现在对于狂犬病的治疗尚缺乏有效手段,人患狂犬病后的病死率几近100%,故应加强预防措施。

犬咬伤现场救护原则如下:

(1)确保环境安全,避免再次被咬伤。救护人员戴双层手套进行伤口处理。

(2)被犬、猫等宿主动物咬抓伤后,凡不能确定伤人动物是否健康,都要采取积极措施。

(3)彻底冲洗伤口,立即用浓肥皂水或大量清水冲洗伤口 15～20min 以上。伤口内部也要尽可能清洗干净。

(4)伤口经冲洗和消毒处理后,只要伤口出血少,可不止血。如果伤及大血管致大出血,应先止血。

(5)不能加压包扎,可不包扎或仅用干净纱布轻轻覆盖。

(6)立即就近到狂犬病免疫预防门诊接种全程、足量的狂犬病疫苗。严重的还应注射抗狂犬病血清或免疫球蛋白。

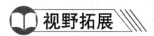 **视野拓展** ----------------------------------------

#### 突发公共卫生事件的概念与分级

**1. 突发公共卫生事件的概念**

突发公共卫生事件是指突然发生,造成或可能造成社会公众健康严重损害的重大传染病疫情、群体性不明原因疾病,重大食物和职业中毒以及其他严重影响公众健康的事件。

**2. 突发公共卫生事件分级**

根据突发公共卫生事件的性质、危害程度、涉及范围,划分为一般(Ⅳ级)、较大(Ⅲ级)、重大(Ⅱ级)和特别重大(Ⅰ级)四级。

其中,特别重大突发公共卫生事件主要包括:

(1)肺鼠疫、肺炭疽在大、中城市发生并有扩散趋势,或肺鼠疫、肺炭疽疫情波及2个以上的省份,并有进一步扩散趋势。

(2)发生传染性非典型肺炎、人感染高致病性禽流感病例,并有扩散趋势。

(3)涉及多个省份的群体性不明原因疾病,并有扩散趋势。

(4)发生新传染病或我国尚未发现的传染病发生或传人,并有扩散趋势,或发现我国已消灭的传染病重新流行。

(5)发生烈性病菌株、毒株、致病因子等丢失事件。

(6)周边以及与我国通航的国家和地区发生特大传染病疫情,并出现输入性病例,严重危及我国公共卫生安全的事件。

(7)国务院卫生行政部门认定的其他特别重大突发公共卫生事件。

**3. 突发公共事件医疗卫生紧急救援分级**

根据突发公共事件导致人员伤亡和健康危害情况将医疗卫生救援事件分为特别重

大(Ⅰ级)、重大(Ⅱ级)、较大(Ⅲ级)和一般(Ⅳ级)四级。

特别重大事件(Ⅰ级):

(1)一次事件出现重大人员伤亡,且危重人员多,或者核事故和突发放射事件、化学品泄漏事故导致大量人员伤亡,事件发生地省级人民政府或有关部门请求国家在医疗卫生救援工作上给予支持的突发公共事件。

(2)跨省(区、市)的有特别严重人员伤亡的突发公共事件。

(3)国务院及其有关部门确定的其他需要开展医疗卫生救援工作的特别重大突发公共事件。

重大事件(Ⅱ级):

(1)一次事件出现重大人员伤亡,其中,死亡和危重病例超过5例的突发公共事件。

(2)跨市(地)的有严重人员伤亡的突发公共事件。

(3)省级人民政府及其有关部门确定的其他需要开展医疗卫生救援工作的重大突发公共事件。

较大事件(Ⅲ级):

(1)一次事件出现较大人员伤亡,其中,死亡和危重病例超过3例的突发公共事件。

(2)市(地)级人民政府及其有关部门确定的其他需要开展医疗卫生救援工作的较大突发公共事件。

一般事件(Ⅳ级):

(1)一次事件出现一定人员伤亡,其中,死亡和危重病例超过1例的突发公共事件。

(2)县级人民政府及其有关部门确定的其他需要开展医疗卫生救援工作的一般突发公共事件。

### 4. 突发公共卫生事件的分类

根据事件的表现形式可将突发公共卫生事件分为以下两类:①在一定时间、一定范围、一定人群中,当病例数累计达到规定预警值时所形成的事件。如传染病、不明原因疾病、中毒(食物中毒、职业中毒)、预防接种反应等,以及县以上卫生行政部门认定的其他突发公共卫生事件。②在一定时间、一定范围,当环境危害因素达到规定预警值时形成的事件,病例为事后发生,也可能无病例。如生物、化学、核和辐射事件(发生事件时尚未出现病例),包括传染病菌种、毒株丢失,病媒、生物、宿主相关事件,化学物泄漏事件,放射源丢失、受照、核污染辐射及其他严重影响公众健康事件(尚未出现病例或病例事后发生)。

根据事件的成因和性质,突发公共卫生事件可分为重大传染病疫情、群体性不明原因疾病、重大食物中毒和职业中毒、新发传染性疾病、群体性预防接种反应和群体性药物反应、重大环境污染事故、核事故和放射事故、生物、化学、核辐射恐怖事件、自然灾害导致的人员伤亡和疾病流行,以及其他影响公众健康的事件。

重大传染病疫情是指某种传染病在短时间内发生、波及范围广泛,出现大量的病人或死亡病例,其发病率远远超过常年的发病率水平。

群体性不明原因疾病是指在短时间内,某个相对集中的区域内,同时或者相继出现具有共同临床表现病人,且病例不断增加,范围不断扩大,又暂时不能明确诊断的疾病。

如传染性非典型肺炎疫情发生之初,由于对病原方面认识不清,虽然知道这是一组同一症状的疾病,但对其发病机制、诊断标准、流行途径等认识不清,这便是群体性不明原因疾病的典型案例。随着科学研究的深入,才逐步认识到其病原体是冠状病毒的一种变种。

重大食物中毒和职业中毒事件是指由于食品污染和职业危害的原因,而造成的人数众多或者伤亡较重的中毒事件。

新发传染性疾病狭义上指全球首次发现的传染病,广义上指一个国家或地区新发生的、新变异的或新传人的传染病。新出现的肠道传染病和不明原因疾病对人类健康构成的潜在危险十分严重,处理的难度及复杂程度进一步加大。

群体性预防接种反应和群体性药物反应是指在实施疾病预防措施时,出现免疫接种人群或预防性服药人群的异常反应。这类反应原因较为复杂,可以是心因性的,也可以是其他异常反应。

重大环境污染事故是指在化学品的生产、运输、储存、使用和废弃处置过程中,由于各种原因引起化学品从其包装容器、运送管道、生产和使用环节中泄漏,造成空气、水源和土壤等周围环境的污染,严重危害或影响公众健康的事件。

核事故和放射事故是指由于放射性物质或其他放射源造成或可能造成公众健康严重影响或严重损害的突发事件。

生物、化学、核辐射事件是指通过实际使用或威胁使用放射性物质、化学毒剂或生物战剂,或通过袭击或威胁袭击化工(核)设施(包括化工厂、核设施、化学品仓库、实验室、运输槽车等)引起有毒有害物质或致病性微生物释放,导致人员伤亡,或造成公众心理恐慌,从而破坏国家和谐安定,妨碍经济发展的事件。

自然灾害是指自然力引起的设施破坏、经济严重损失、人员伤亡、人的健康状况及社会卫生服务条件恶化超过了所发生地区的所能承受能力的状况。主要有水灾、旱灾、地震、火灾等。

## 传 染 病 概 述

**1. 传染病的定义**

传染病是指由致病微生物或寄生虫引起并具有传染性的疾病。《中华人民共和国传染病防治法》将法定的传染病分为甲、乙、丙三类。

**2. 传染病在人群中流行必须具备的基本条件**

(1)传染源:是指体内有病原体生存、繁殖,并能将病原体排出体外的人或动物。包括传染病患者、病原携带者和受感染的动物。

(2)传播途径:病原体离开传染源后到达另一个易感宿主的途径称为传播途径。传播途径有水与食物传播、空气飞沫传播、虫媒传播、接触传播等。

(3)易感人群:是指人群对某种传染病缺乏免疫,容易受传染。

**3. 传染病的预防**

传染病预防要从以下三方面入手:

(1)管理传染源。对于已经确诊的患者,要尽早隔离,带有病原体的分泌物或其他接触物都要消毒处理。对隐形感染者和携带者要进行临床观察。被感染的动物,像牛羊、鸡鸭等能够带来经济效益的应当尽力治疗,无法治愈的在宰杀后也要进行消毒处理;像蟑螂、苍蝇、蚊子等害虫则要消灭。

（2）切断传播途径。各种传染病都有其特有的传播方式，像呼吸系统传染病一般都是经过空气中的飞沫传播，可以戴口罩，尽量少去人多的公共场所，保持办公地点以及家中室内外空气流通等；消化系统传染病多是经过粪-口或是直接接触病人分泌物而感染，这就要注意个人卫生和防护，勤洗手，勤换、勤洗、勤晒衣服被褥，不要随意接触病人的物品、家中备一些常用的消毒剂，定期对室内表面进行消毒清洗等。通过了解传播的方式，采取相对应的措施，以阻断疾病的扩散和流行途径。

（3）保护易感人群。并不是所有接触了传染源的人都会被传染，只有当这个人对于该疾病没有免疫力的时候，才有很大可能患病。平时可以加强营养、合理饮食、锻炼身体，依靠健康文明的生活方式来提高免疫系统的抵抗力。但是对于传染病来说，最有效的还是进行预防接种。

## 七 步 洗 手 法

七步洗手法是医务人员进行操作前的洗手方法，可清除手部污物和细菌，预防接触感染，减少传染病的传播。

流感等呼吸道传染病的防治，以及室内通风换气、家庭和个人卫生越来越受到重视。手与外界接触最为广泛，传播急性传染性疾病的机会多。要像医务人员一样，用七步洗手法清洁双手，以减少传染病的传播。

第一步（内）：洗手掌，流水湿润双手，涂抹洗手液（或肥皂），掌心相对，手指并拢相互揉搓。

第二步（外）：洗背侧指缝，手心对手背沿指缝相互揉搓，双手交换进行。

第三步（夹）：洗掌侧指缝，掌心相对，双手交叉沿指缝相互揉搓。

第四步（弓）：洗指背，弯曲各手指关节，半握拳把指背放在另一手掌心旋转揉搓，双手交换进行。

第五步（大）：洗拇指，一手握另一手大拇指旋转揉搓，双手交换进行。

第六步（立）：洗指尖，弯曲各手指关节，把指尖合拢在另一手掌心旋转揉搓，双手交换进行。

第七步（腕）：洗手腕、手臂，揉搓手腕、手臂，双手交换进行。

注意：要彻底清洗戴戒指、手表和其他装饰品的部位，先摘下手上的饰物再彻底清洁，因为手上戴了戒指，会使局部形成一个藏污纳垢的"特区"，稍不注意就会使细菌"漏网"。洗手每一步的揉搓时间均应大于15s。

📖 任务实施与评价

**任务实施 5-1**  **急救技能综合实训**

**一、训练目的**

通过实训，巩固所学急救技能并能灵活运用。

**二、训练内容**

（1）紧急呼救；

（2）心肺复苏；

（3）止血、包扎、骨折固定、伤病员搬运；

（4）一些特殊伤的处理方法；

（5）一些常见意外、常见急症、突发事件的急救原则。

**三、训练要求**

（1）训练时宜穿着运动装。

（2）应使用心肺复苏模型进行心肺复苏的训练，严禁在正常人身上进行操作训练。

（3）在操作训练中要有团队意识，互相配合，能灵活运用所学急救技能。

**四、操作方法**

（1）创设群体创伤、意外、突发事件情景（场景中需同时包含意外伤害和突发事件所致心搏骤停、出血、骨折、特殊伤等）；创设常见急症发生现场情景。

情景示例：在一起事故中，多名人员受伤。一人头部被撞击，呼吸心跳停止；一人胸部被撞击，导致开放性气胸，呼吸困难，意识清醒；一人手臂被割伤，出血量大，意识模糊；一人大腿骨折，意识清醒，剧烈疼痛。

（2）分组演练，组长负责指挥有序救援，做到分工明确。

（3）重点环节把握：环境安全性排查，自我防护措施，现场秩序的维护，救护人员分配是否合理，呼救与抢救关系的处理，多个伤病员的伤情严重程度及抢救先后顺序判断，不同伤情的正确快速处理，不同急症的现场处理原则把握，是否给予伤病员心理支持。

**任务评价 5-1**

请填写表 5-1，对任务实施效果进行评价。

现场急救综合练习考核评分表                     表 5-1

| 考核项目 | 考核内容 | 评分 | |
|---|---|---|---|
| | | 分值 | 得分 |
| 团队合作 | 组长指挥得当，各组员分工明确，现场救援高效有序 | 10 | |
| 确保安全 | 排除危险因素，确保现场环境安全，并做好个人防护 | 10 | |
| | 维护抢救现场秩序，避免无关人员的干扰 | 10 | |
| 验伤分类 | 多个伤病员的伤情严重程度及抢救先后顺序判断 | 10 | |
| 呼救 | 及时正确进行呼救，引导专业救援人员快速到达现场 | 10 | |

| 考核项目 | 考核内容 | 评　分 | |
|---|---|---|---|
| | | 分值 | 得分 |
| 救护技能 | 对呼吸心搏骤停者进行正确高效的心肺复苏 | 10 | |
| | 对出血伤病员的正确止血、包扎 | 10 | |
| | 对骨折伤病员进行正确固定 | 10 | |
| | 特殊伤的正确处理 | 10 | |
| 心理安抚 | 给予伤病员恰当的心理支持 | 10 | |

总分：

# 参 考 文 献

[1] 王海京. 救护师资教程(一)救护概述与教学法[M]. 北京:人民卫生出版社,2015.

[2] 王海京. 救护师资教程(二)心肺复苏与创伤救护[M]. 北京:人民卫生出版社,2015.

[3] 王海京. 救护师资教程(三)常见急症与避险逃生[M]. 北京:人民卫生出版社,2015.

[4] 葛均波,徐永建,王辰. 内科学[M]. 北京:人民卫生出版社,2018.

[5] 陈孝平,汪建平,赵继宗. 外科学[M]. 北京:人民卫生出版社,2018.

[6] 李兰娟,任红. 传染病学[M]. 北京:人民卫生出版社,2018.

[7] 蔡建良. 列车乘务员急救手册[M]. 北京:中国铁道出版社,2017.

[8] 刘建,韩晶. 应急救护知识[M]. 2版. 北京:中国劳动社会保障出版社,2017.

[9] 王博,申碧涛. 城市轨道交通应急处理实务[M]. 北京:人民交通出版社股份有限公司,2017.

[10] 刘亚萍,王笑然. 城市轨道交通安全管理[M]. 北京:中国建材工业出版社,2017.

参
考
文
献